Schnellübersicht

1

2

3

4

5

6

7

Ulrich Freyer

Elektrosmog
erkennen und beseitigen

Praktische Ratschläge und Tips
für Schutzmaßnahmen

Mit 51 Abbildungen

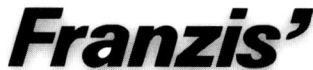

Die Deutsche Bibliothek – CIP-Einheitsaufnahme

Freyer, Ulrich:
Elektrosmog : Schutzmaßnahmen für Menschen und elektrische
Anlagen / Ulrich Freyer. - Poing : Franzis, 1998
  (Do it jourself)
  ISBN 3-7723-6833-6

© 1998 Franzis´-Verlag GmbH, 85586 Poing

Alle Rechte vorbehalten, auch die der fotomechanischen Wiedergabe und der
Speicherung in elektronischen Medien.
Die meisten Produktbezeichnungen von Hard- und Software sowie Firmennamen und
Firmenlogos, die in diesem Werk genannt werden, sind in der Regel gleichzeitig auch
eingetragene Warenzeichen und sollten als solche betrachtet werden. Der Verlag folgt
bei den Produktbezeichnungen im wesentlichen den Schreibweisen der Hersteller.

Satz: Kaltner Media GmbH, 86399 Bobingen
Druck: Offsetdruck Heinzelmann, München
Printed in Germany - Imprimé en Allemagne.

ISBN 3-7723-6833-6

Vorwort

Bücher und sonstige Veröffentlichungen zum Thema Elektrosmog gibt es bereits in großer Zahl. Warum nun also noch ein weiteres Buch? Diese verständliche Frage läßt sich am besten beantworten, wenn man die bisherige Elektrosmog-Literatur einmal genauer betrachtet.

Da gibt es einerseits wissenschaftliche Werke und auch solche, die zwar allgemeiner verständlich sind, jedoch erhebliches Fachwissen an Mathematik und Physik voraussetzen. Die meisten Werke beschäftigen sich dabei entweder mit der Wirkung des Elektrosmogs auf Menschen oder den Einflüssen auf technische Systeme. In vielen Fällen handelt es sich zwar unbestritten um fachlich qualifizierte Abhandlungen, aus denen jedoch nicht immer Lösungen für die Praxis abgeleitet werden können. Andere Werke sind eher mehr ideologisch angelegt, wobei der Elektrosmog unter Bezug auf Vermutungen über schädliche Wirkungen grundsätzlich verdammt wird.

Die aufgezeigte Palette der Veröffentlichungen stellt für den „Normalverbraucher" meist keine echte Hilfe dar. Das vorliegende Buch will deshalb die bestehende Lücke schließen und bietet folgende Perspektive: Ohne spezielle Vorkenntnisse kann hier jede Leserin und jeder Leser nicht nur die Problemstellung des Elektrosmogs erkennen, sondern es werden auch an der Praxis orientierte Tips für den Umgang mit ihm gegeben. Dabei sind nicht nur die Wirkungen auf den Menschen berücksichtigt, sondern auch die auf solche technischen Systeme, welche zum alltäglichen Umfeld gehören.

In dem bewußt knapp gehaltenen Umfang des Buches wurden möglichst viele verwertbare Informationen zum Thema Elektrosmog so untergebracht, daß eine Nutzung der Erkenntnisse unmittelbar möglich ist. Durch zahlreiche Abbildungen sind Zusammenhänge zum besseren Verständnis nochmals verdeutlicht.

Elektrosmog für Einsteiger bedeutet die Vermittlung von Kenntnissen über Funktionsweise von und Maßnahmen gegen Elektrosmog. Dies geschieht ohne Ballast und ist deshalb sehr wirkungsvoll.

Ulrich Freyer

Inhalt

1

Der Einstieg in die Thematik

1

1.1 Was ist eigentlich Elektrosmog ?

Der Begriff Smog ist jedermann aus dem Alltag bekannt. Es handelt sich um ein Kunstwort, gebildet aus den englischsprachigen Bezeichnungen für Rauch (= smoke) und Nebel (= fog). Smog ist ein typisches, allerdings negatives Merkmal der industriellen Welt, seine ungünstigen Wirkungen auf Atmung und Kreislauf sind bekannt.

Smog stellt also verunreinigten Nebel dar, der gesehen und gespürt werden kann, also unmittelbar mit Sinnesorganen wahrnehmbar ist. Beim Elektrosmog handelt es sich um elektrischen Störnebel. Er ergibt sich bei allen Elektrizitätsanwendungen durch die von Spannung und Strom bewirkten Felder bzw. Wellen.

Dabei handelt es sich immer um die Anteile, welche nicht zum vorgesehenen Nutzeffekt der jeweiligen Elektrizitätsanwendung gehören und damit als Störung wirken. Elektrosmog ist deshalb ein Problem der elektromagnetischen Verträglichkeit, für die EMV als Kurzbezeichnung üblich ist.

Die für sehr viele Fälle vorteilhafte Anwendung von Elektrizität ist also stets auch mit dem als Elektrosmog bezeichneten Effekt verknüpft. Dabei kommt noch hinzu, daß sich dieser den Sinnesorganen nicht unmittelbar erschließt, man kann Elektrosmog weder sehen, hören, riechen, anfassen oder schmecken.

Vorstehende Erkenntnis ist allerdings kein Grund für Ratlosigkeit. Beim Elektrosmog handelt es sich um einen nach den physikalischen Gesetzmäßigkeiten erklärbaren Effekt. Aus diesem Grund ist es möglich, Umfang und Stärke auftretender Felder bzw. Wellen zu berechnen und/oder zu messen.

Elektrosmog wird also durch Technik hervorgerufen und belastet die Umwelt. Davon sind dann Menschen – als biologische Systeme – ebenso betroffen wie elektronische Baugruppen, Geräte und Anlagen – als technische Systeme.

Wie bei jedem Störeffekt stellt sich deshalb die Frage nach Schutzmaßnahmen. Dabei sollen durch diese beim Menschen Gesundheitsschäden verhindert werden, während bei den technischen Systemen die einwandfreie Funktionsweise erhalten bleiben soll.

In diesem Buch werden ausgehend von den physikalischen und meßtechnischen Grundlagen die Möglichkeiten des Schutzes gegen Elektrosmog für den „Normalverbraucher" praxisorientiert dargestellt und zwar für den Menschen, aber auch für die Elektronik.

Merkwürdiges

- Jede Anwendung von Elektrizität führt neben dem vorgesehenen Nutzeffekt auch zu Elektrosmog
- Bei Elektrosmog liegt unerwünschter elektrischer Störnebel vor, der zwar berechenbar und meßbar ist, jedoch mit den Sinnesorganen nicht unmittelbar erfaßt werden kann
- Elektrosmog betrifft Menschen und technische Systeme
- Durch entsprechende Schutzmaßnahmen gegen den Elektrosmog sollen Gesundheitsschäden beim Menschen vermieden und die bestimmungsgemäße Funktion von technischen Systemen sichergestellt werden

1

– stellt eine Kraftwirkung dar und wird durch Feldlinien gekennzeichnet. Am Beispiel einer Batterie und zweier Metallplatten ist dies leicht zu veranschaulichen. Die Metallplatten werden parallel mit Abstand zueinander angeordnet und mit den Polen der Batterie verbunden. Zwischen den Platten bilden sich dann die Feldlinien aus, in der Gesamtheit wird dies als elektrisches Feld bezeichnet (*Abb. 1.1*). Diese Feldlinien sind nicht real vorhanden, sondern lediglich gedankliche Hilfskonstruktionen, um die durch das elektrische Feld bedingte Kraftwirkung auf Ladungen beschreiben zu können. Sie treten jeweils senkrecht aus der Oberfläche des Metalls aus und ebenso wieder ein.

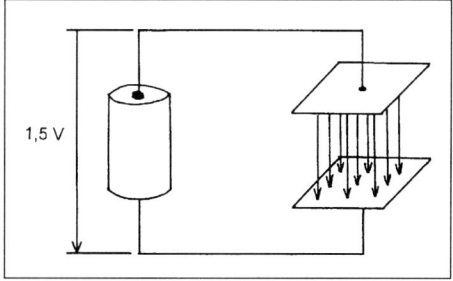

Abb. 1.1 Elektrisches Feld

1.2 Ein bißchen Physik zum besseren Verständnis

Elektrizität basiert auf Elektronen, die über lange Zeit als kleinste Teilchen von Atomen galten. Es sind allerdings die kleinsten Träger elektrischer Ladung.

So bedeutet Spannung nichts weiter als Unterschied zwischen der Menge elektrischer Ladungen an unterschiedlichen Punkten. Am Minuspol einer Spannungsquelle herrscht ein Überschuß von Elektronen, während am Pluspol Mangel an Elektronen besteht. Dieser Ladungsunterschied – also die Spannung

Durch elektrische Spannung wird also zwischen leitfähigen Flächen ein räumlich begrenztes elektrisches Feld hervorgerufen. Wird in ein solches beliebige Materie eingebracht, dann werden die darin enthaltenen Elektronen wegen der als elektrische Feldstärke bezeichneten Kraftwirkung des elektrischen Feldes bewegt. Es tritt also eine Ladungstrennung in der Materie auf, was nichts weiter als eine elektrische Spannung bedeutet (*Abb. 1.2*). Dieser physikalische Effekt wird als Influenz bezeichnet. Verständlicherweise können die Wirkun-

9

1

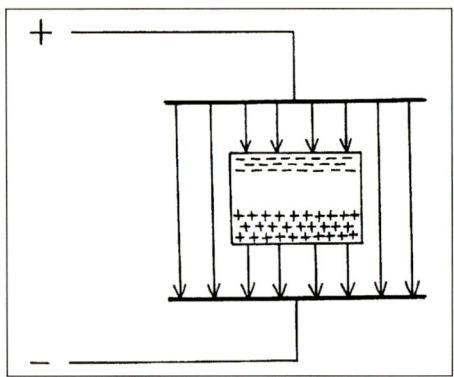

Abb. 1.2 Influenz

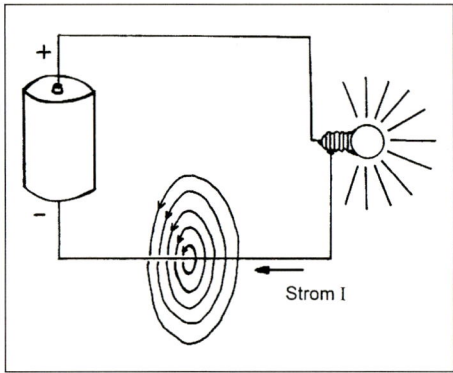

Abb. 1.3 Magnetisches Feld

gen der Influenz erwünscht sein, andernfalls zählen sie zum Elektrosmog.

Wird nun die Batterie nicht mit Metallplatten sondern mit einer Glühlampe verbunden, dann ergibt sich ein geschlossener Stromkreis und es fließt elektrischer Strom. Dies bedeutet nicht anderes als gerichtete Bewegung von Elektronen in leitfähigem Material.

Mit jedem Strom ist allerdings ein magnetisches Feld verbunden. Es bildet sich um den stromdurchflossenen Leiter aus und nimmt mit Entfernung von diesem in seiner Stärke ab. Das magnetische Feld wird durch Feldlinien dargestellt, die kreisförmig um den stromdurchflossenen Leiter angeordnet sind (*Abb. 1.3*).

Vergleichbar dem elektrischen Feld übt auch das magnetische Feld Kräfte aus, allerdings hier nur bezogen auf magnetisches Material oder andere magnetische Felder. Es ist damit eine magnetische Feldstärke gegeben.

Während bei elektrischen Feldern die Influenz ein wichtiger Effekt ist, gilt dies bei magnetischen Feldern für die Induktion. Dabei handelt

es sich um die Wechselwirkung zwischen magnetischem Feld und darin befindlichem leitfähigen Material. Wird dieser Leiter nämlich durch das Magnetfeld bewegt, dann ergibt sich durch die Kraftwirkung eine Ladungstrennung, es wird also eine Spannung induziert (*Abb. 1.4*).

Die Feldlinien elektrischer Felder treten an einer Stelle senkrecht aus und an einer anderen Stelle senkrecht ein, während Feldlinien

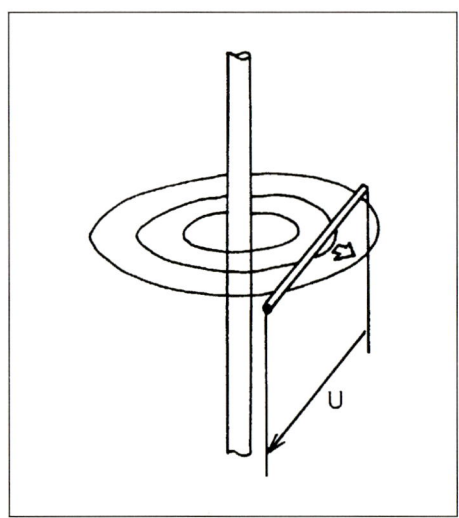

Abb. 1.4 Induktion

magnetischer Felder stets in sich geschlossen sind, also weder einen definierten Anfang noch ein definiertes Ende aufweisen.

Bei den bisherigen Betrachtungen wurde das elektrische Feld durch eine Gleichspannung und das magnetische Feld durch einen Gleichstrom hervorgerufen. Es handelt sich deshalb um Gleichfelder, die auch als statische Felder bezeichnet werden. Werden dagegen Wechselspannungen bzw. Wechselströme verwendet, dann treten auch bei den Feldern sich regelmäßig ändernde Feldlinienverläufe auf und es liegen Wechselfelder vor.

Das kennzeichnende Merkmal von Wechselfeldern ist die Frequenz, also die Zahl der vollständigen Wechsel pro Sekunde, wobei typisch sinusförmige Verläufe gegeben sind und jede vollständige Sinuskurve als Schwingung bezeichnet wird.

Zur genaueren Angabe einer Frequenz wurde die Einheit „Hertz" (Hz) geschaffen. Dafür gilt:

1 Hz = 1 vollständiger Wechsel pro Sekunde
= 1 Schwingung pro Sekunde

In der Praxis treten meistens jedoch erheblich mehr Schwingungen pro Sekunde auf. Um solche Angaben überschaubar zu halten, sind durch sog. Vorzeichen folgende Bezeichnungen festgelegt worden:

● Kilohertz (kHz) = 1.000 Hz
● Megahertz (MHz) = 1.000.000 Hz
● Gigahertz (GHz) = 1.000.000.000 Hz

Die Zusammenhänge sind in *Abb. 1.5* dargestellt.

Bei Frequenzen kleiner 30 kHz (also 30.000 Hz) wird üblicherweise von Niederfrequenz gesprochen. Hier treten das elektrische und magnetische Feld unabhängig voneinander, also entkoppelt, auf. Wechselfelder mit Frequenzen größer 30 kHz werden als Hochfrequenz bezeichnet. Dieser Bereich verläuft bis 300 GHz, weist also einen recht großen Umfang auf. Elektrisches und magnetisches Feld treten

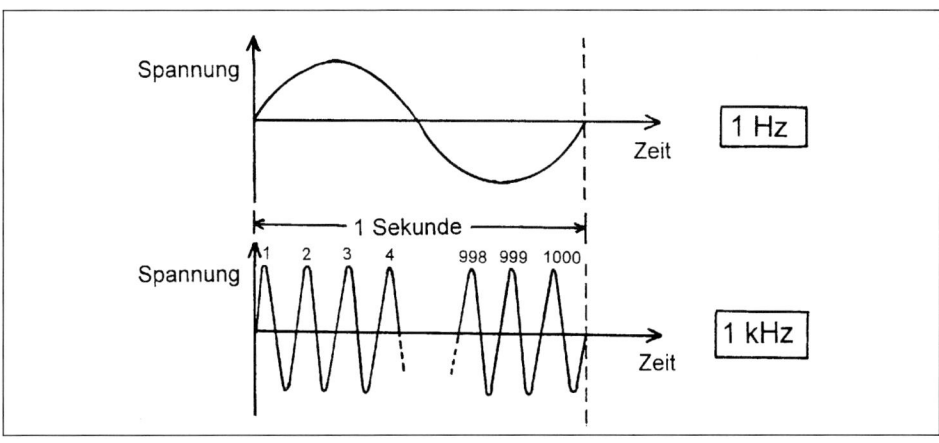

Abb. 1.5 Frequenz

1

dabei stets verkoppelt auf, wobei dies als elektromagnetisches Feld bezeichnet wird.

Für das Produkt aus elektrischer Feldstärke und magnetischer Feldstärke gilt bei hochfrequenten Felder auch die Bezeichnung Leistungsdichte.

Die Effekte der Influenz und Induktion sind natürlich auch bei Wechselfeldern gegeben. Durch die Influenz treten nun in dem im elektrischen Feld befindlichen Material Wechsel bei der Ladungsverschiebung auf, so daß sich eine Wechselspannung bemerkbar macht. Die durch Induktion hervorgerufene Ladungsbewegung ergibt sich durch das Wechselfeld, es ist deshalb die Bewegung des Leiters im magnetischen Feld nicht mehr erforderlich.

Während niederfrequente Wechselfelder im Regelfall nur leitungsgebunden auftreten, können sich hochfrequente Wechselfelder im freien Raum ausbreiten. Es handelt sich um elektromagnetische Wellen. Ohne diesen Effekt wäre die Funktion von Funksendern nicht möglich.

Die Ausbreitung des elektromagnetischen Feldes erfolgt mit Lichtgeschwindigkeit c_0. Diese hat folgenden Wert:

$$c_0 = 300.000.000 \text{ m/s}$$

Sie ermöglicht die Berechnung des Weges, der für eine Schwingung des elektromagnetischen Feldes benötigt wird. Das Ergebnis ist die Wellenlänge λ [sprich: lambda], für die folgende einfache Gleichung gilt:

$$\lambda = c_0 / f$$

Da die Lichtgeschwindigkeit c_0 eine Naturkonstante ist, verhalten sich Frequenz und Wellenlänge umgekehrt proportional zueinander. Dies bedeutet: Kleine Frequenzen ergeben große Wellenlängen, während große Frequenzen zu kleinen Wellenlängen führen.

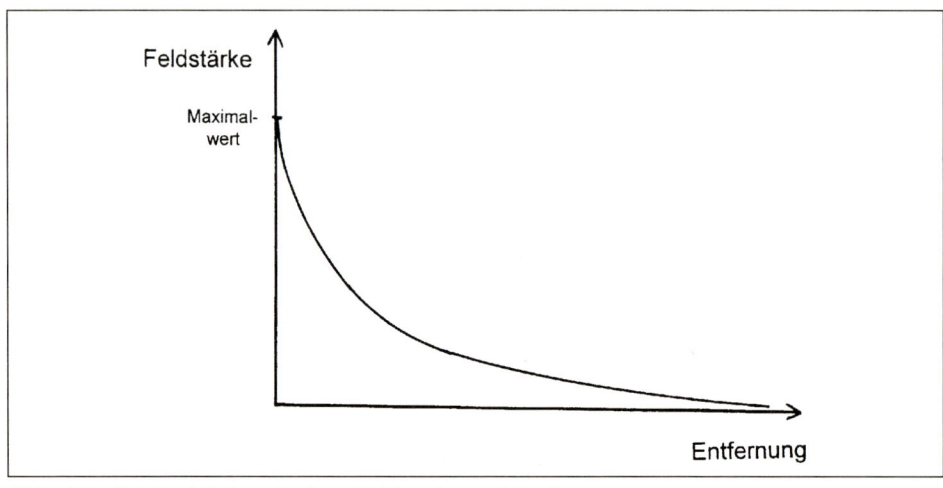

Abb. 1.6 Abhängigkeit zwischen Feldstärke und Entfernung

Jedes Feld weist an seinem Entstehungsort (z.B. am stromdurchflossenen Leiter) die größte Intensität auf, die Feldstärke weist also den maximalen Wert auf. Mit zunehmender Entfernung nimmt dieser jedoch ab, wobei dies aus physikalischen Gründen erst schneller erfolgt. Aus *Abb. 1.6* ist ersichtlich, daß auch in sehr großer Entfernung noch Feldstärke vorhanden ist, allerdings mit sehr kleinen Werten.

Durch Abschirmung (auch als Schirmung bezeichnet) besteht die Möglichkeit, Feldstärke definiert zu reduzieren. Damit ist also eine gewünschte Schutzwirkung realisierbar, wobei stets zwischen der elektrischen und magnetischen Feldstärke zu unterscheiden ist.

Das Prinzip jeder Abschirmung besteht darin, durch entsprechend leitfähiges Material den Feldlinien einen bequemeren Weg anzubieten als durch die Luft, wo entsprechende Verluste auftreten. Das Material für die Abschirmung gegen elektrische Felder muß elektrisch gut leitend sein. Diese Forderung wird durch die in der Elektronik verwendeten Metalle oder Legierungen (wie Kupfer, Bronze, Aluminium, Silber ...) bestens erfüllt. Damit die auf dieser leitfähigen Hülle durch das Feld bewirkten Ladungen abfließen können, muß stets eine Ableitung vorgesehen werden. Es ist deshalb folgende Forderung zu erfüllen:

Die Abschirmung gegen elektrische Felder ist stets mit Masse oder Erde zu verbinden.

Soll dagegen eine Abschirmung gegen magnetische Felder erfolgen, dann muß das Abschirmmaterial möglichst gut magnetisch leitfähig sein. Dies ist in der Praxis nur durch besondere Eisenlegierungen erfüllbar, wobei abhängig vom angestrebten Schirmungseffekt entsprechende Materialdicken erforderlich sind. Es gilt folgender Zusammenhang:

Je größer die Schirmwirkung gegen das magnetische Feld sein soll, desto dicker muß die Abschirmung sein.

Merkwürdiges

- Gleichspannung bewirkt ein elektrisches Gleichfeld
- Gleichstrom bewirkt ein magnetisches Gleichfeld
- Wechselspannung bewirkt ein elektrisches Wechselfeld
- Wechselstrom bewirkt ein magnetisches Wechselfeld
- Bei niederfrequenten Wechselfeldern (d.h. Frequenzen kleiner 30 kHz) treten elektrisches und magnetisches Wechselfeld stets entkoppelt voneinander auf
- Bei hochfrequenten Wechselfeldern (d.h. Frequenzen großer 30 kHz) treten elektrisches und magnetisches Wechselfeld stets verkoppelt als elektromagnetisches Feld auf
- Influenz ist die Kraftwirkung des elektrischen Feldes auf Ladungsträger im Feld
- Induktion ist die Kraftwirkung des magnetischen Feldes auf Ladungsträger im Leitermaterial, das in einem magnetischen Gleichfeld bewegt wird oder sich in einem magnetischen Wechselfeld in Ruhelage befindet
- Größere Frequenzen ergeben kleinere Wellenlängen und umgekehrt
- Mit zunehmender Entfernung vom Entstehungsort nimmt die Feldstärke erst schneller und dann langsamer ab

1

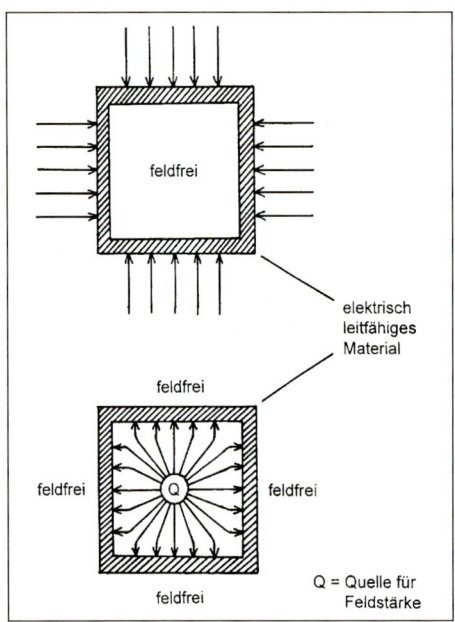

Abb. 1.7 Abschirmung gegen elektrische Felder

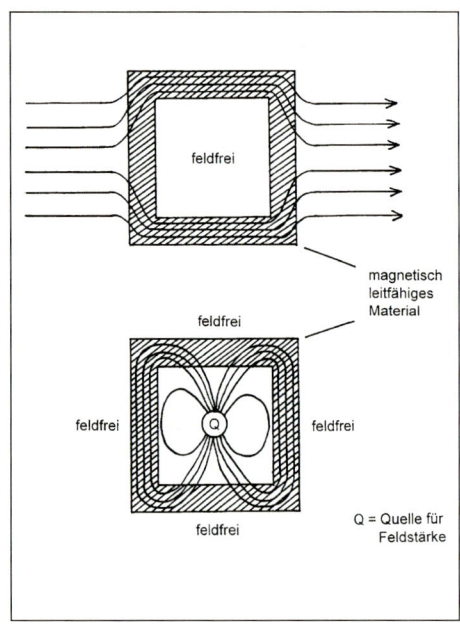

Abb. 1.8 Abschirmung gegen magnetische Felder

Aus vorstehenden Gründen ist ersichtlich, daß die Abschirmung magnetischer Felder hinsichtlich Masse, Gewicht und Kosten für denselben Schirmungseffekt höher liegt als bei elektrischen Feldern.

Durch Abschirmung ist es theoretisch möglich, feldfreie Räume herzustellen, also Volumen in denen keine oder nur extrem geringe Feldstärke gegeben ist, obwohl außerhalb große Feldstärke einwirkt. Es kann andererseits durch Abschirmung aber auch dafür gesorgt werden, daß unerwünschte Felder sich nicht außerhalb eines vorgegeben Volumens weiterverbreiten. Aus den *Abb. 1.7* und *1.8* ist ersichtlich, in welcher Weise sich der Feldlinienverlauf durch die Abschirmung ergibt. Durch Abschirmung sind elektrische und magnetische Felder definiert reduzierbar.

1.3 Elektrosmog ist berechenbar

Der Ausgangspunkt für jede Feldberechnung ist die elektrische Spannung U und der elektrische Strom I. Dabei stehen die Buchstaben U und I als Formelzeichen für Spannung bzw. Strom. Wie das Meter (m) die Maßeinheit für die Strecken ist, wird die Spannung in Volt (V) und der Strom in Ampere (A) gemessen.

Für die mit dem Formelzeichen E gekennzeichnete elektrische Feldstärke gilt als Maßeinheit Volt pro Meter (V/m). Befinden sich also zwei Metallplatten in einem Abstand von 1 m zueinander und wird an die Platte eine Spannung von 12 V angelegt, dann ergibt sich

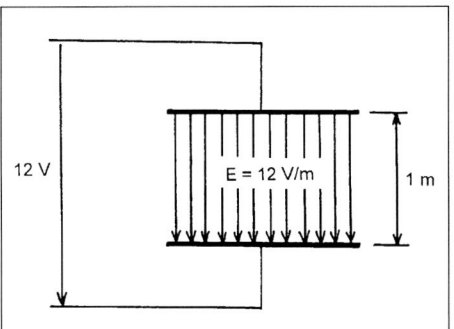

12 V   E = 12 V/m   1 m

Abb. 1.9 alektrische Feldstärke

für die Feldstärke des elektrischen Feldes zwischen den Platten ein Wert von 12 V/m (*Abb. 1.9*).

Für die magnetische Feldstärke wird als Formelzeichen der Buchstabe H und die Maßeinheit Ampere pro Meter (A/m) verwendet. Bei niederfrequenten Feldern ist es auch üblich, an Stelle der magnetischen Feldstärke H die magnetische Flußdichte B (sie wird auch als magnetische Induktion bezeichnet) anzugeben.

Der Zusammenhang zwischen der magnetischen Feldstärke (H) und der magnetischen Flußdichte (B) ist durch die magnetische Feldkonstante μ_0 gewährleistet. Es handelt sich dabei um eine Naturkonstante mit folgendem Wert:

$$\mu_0 = 1,257 \text{ Vs/Am}$$

Die magnetische Flußdichte B ist durch folgende Multiplikation berechenbar:

$$B = \mu_0 \times H$$

Die Maßeinheit ist das Tesla (T). Früher wurde als Einheit Gauß (G) verwendet. Zwischen

Tesla und Gauß gibt es folgenden Zusammenhang:

$$1 \text{ T} = 10.000 \text{ G}$$
$$1 \text{ G} = 0,000 \text{ 1 T}$$

Bei hochfrequenten Feldern treten bekanntlich elektrisches und magnetisches Feld stets verkoppelt auf. Für die Berechnung besteht folgender Zusammenhang:

$$E = Z_0 \times H$$

Bei dem Faktor Z_0 handelt es sich um den sog. Feldwellenwiderstand. Diese Naturkonstante berechnet sich aus der magnetischen Feldkonstante μ_0 und der elektrischen Feldkonstante (ε_0 in folgender Weise:

$$Z_0 = \sqrt{\frac{\mu_0}{\varepsilon_0}} = \sqrt{\frac{1,257 \cdot 10^{-6} \text{ Vs/Am}}{8,859 \cdot 10^{-12} \text{ As/Vm}}}$$

$$Z_0 = 376,68 \ \Omega$$

Der Feldwellenwiderstand ist also ein konstanter Wert von ca. 377 Ohm.

Das Verhältnis der beiden Feldstärken im hochfrequenten Feld ist also konstant, wobei allerdings in unmittelbarer Nähe der Quelle (dem sog. Nahfeld) die Verhältnisse etwas anders sind. In der Praxis ist jedoch bei Hochfrequenz nur der in größerer Entfernung liegende Bereich von Interesse, weshalb hier die Bezeichnung Fernfeld gilt. Wegen der festen Verkopplung zwischen der elektrischen und magnetischen Feldstärke im hochfrequenten Fernfeld wird im Regelfall deshalb nur noch von elektromagnetischer Strahlung gesprochen.

1

1

Besonders bei elektromagnetischen Feldern größerer Frequenz (ab 30 MHz) werden nicht mehr die Feldstärken einzeln in V/m und A/m angegeben. Es ist vielmehr die Angabe nur eines Wertes üblich und zwar den der Leistungsdichte S. Seine Maßeinheit, Watt pro Quadratmeter (W/m^2), läßt sich einfach erklären.

Die Leistung P ist das Produkt aus Spannung und Strom, die Maßeinheit bildet das Watt (W).

$$P = U \times I$$

Die Leistungsdichte S berechnet sich aus dem Produkt der elektrischen und magnetischen Feldstärke.

$$S = E \times H$$

Wegen der Maßeinheiten für E und H ergibt sich somit für die Leistungsdichte als Maßeinheit Watt pro Quadratmeter (W/m^2).

In der Praxis treten unterschiedliche Werte für die verschiedenen physikalischen Größen auf. Um große und kleine Werte möglichst einfach und überschaubar angeben zu können, sind verschiedene Vorzeichen bei den Maßeinheiten festgelegt worden. Es bedeuten:

k (Kilo)	tausendfach	[d.h. Faktor 1 000]
M (Mega)	millionenfach	[d.h. Faktor 1 000 000]
G (Giga)	milliardenfach	[d.h. Faktor 1 000 000 000]
m (Milli)	Tausendstel	[d.h. Faktor 0,001]
µ (Mikro)	Millionstel	[d.h. Faktor 0,000 001]
n (Nano)	Milliardstel	[d.h. Faktor 0,000 000 001]

So bedeutet zum Beispiel eine Angabe 3 kV eine Spannung von 3.000 V, während es sich bei 40 µT um die magnetische Flußdichte von 0,000 040 T handelt.

Der bereits aufgezeigte Zusammenhang zwischen Frequenz und Wellenlänge ist in nachfolgender Tabelle mit konkreten Zahlenangaben dargestellt.

Frequenz		Wellenlänge	
3	Hz	100 000	km
30	Hz	10 000	km
300	Hz	1 000	km
3	kHz	100	km
30	kHz	10	km
300	kHz	1	km
3	MHz	10	m
30	MHz	1	m
300	MHz	1	m
3	GHz	0,1	m
30	GHz	1	cm
300	GHz	1	cm

Elektrosmog ist also durch Zahlen und Einheiten eindeutig beschreibbar und berechenbar. Die in der Realität auftretenden Feldstärken werden dabei durch entsprechende Messungen ermittelt.

Elektrosmog ist berechenbar

- Die Spannung U wird in Volt (V) angegeben
- Der Strom I wird in Ampere (A) angegeben
- Die elektrische Feldstärke E wird in Volt pro Meter (V/m) angegeben
- Die magnetische Feldstärke H wird in Ampere pro Meter (A/m) angegeben
- Die magnetische Flußdichte (= magnetische Induktion) B wird in Tesla (T) angegeben
- Die magnetische Feldstärke H und die magnetische Flußdichte B sind über die magnetische Feldkonstante μ_0 miteinander verknüpft
- Die Leistungsdichte S wird in Watt pro Quadratmeter (W/m^2) angegeben
- Die Leistungsdichte S ergibt sich als Produkt aus elektrischer und magnetischer Feldstärke
- Durch Vorzeichen bei den Maßeinheiten können auch sehr große und sehr kleine Werte in überschaubarer Form angegeben werden

1

2 Ohne Meßtechnik geht es nicht

Die in der Praxis auftretenden elektrischen, magnetischen oder elektromagnetischen Felder weisen bedingt durch die verschiedenen Randbedingungen nur selten einfache Strukturen auf. Deshalb kann zwar durch Berechnungen die Situation überschlägig ermittelt werden, die exakte Berechnung der Felder ist jedoch sehr komplex und zeitaufwendig. Daraus ergibt sich die Zweckmäßigkeit von Messungen, um an beliebigen Stellen den tatsächlich vorhandenen Feldstärkewert ermitteln zu können. Schließlich ist nur auf diese Weise feststellbar, ob kritische Feldstärkewerte erreicht oder überschritten werden.

Um Messungen durchführen zu können, sind verständlicherweise Meßgeräte erforderlich. Dabei stellt sich neben der Frage der eigentlichen Meßaufgabe, auch die nach der Meßgenauigkeit, allerdings auch die nach dem Preis.

Grundsätzlich nutzen alle Meßgeräte für Elektrosmog die bereits aufgezeigten Effekte der Influenz bzw. Induktion. Eine geeignet konstruierte Sonde wird dabei in das jeweilige Feld gehalten, was zu einer influenzierten oder induzierten Spannung führt, die dann gemessen und angezeigt wird (*Abb. 2.1*). Diese Spannung hängt unmittelbar vom Feldstärkewert ab. Damit ist erkennbar, ob Grenzwerte erreicht oder überschritten sind.

Soll nun ein Meßgerät beschafft werden, dann muß zuerst einmal abgeklärt werden, welche Aufgabe es erfüllen soll. Es gibt folgende Unterscheidungskriterien:

*   Gleichfelder oder Wechselfelder
*   Niederfrequenz oder Hochfrequenz

elektrische Feldstärke, magnetische Feldstärke (magnetische Flußdichte) oder Leistungsdichte

In jedem Fall spielen dann der Meßbereich und der Frequenzbereich die entscheidende Rolle. Durch den Meßbereich wird gekenn-

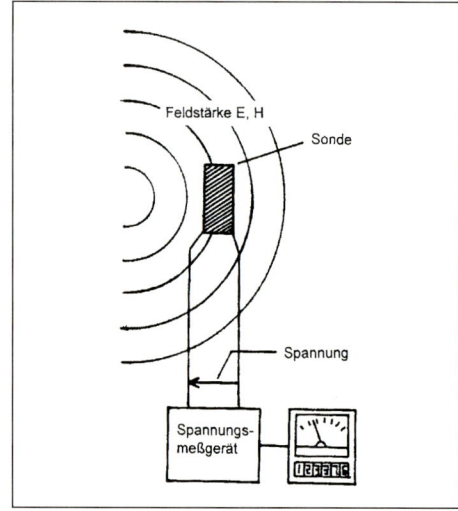

Abb. 2.1 Prinzip der Elektrosmog-Messung

18

zeichnet, zwischen welchem kleinsten und größten Wert das Meßgerät arbeitet. In vielen Fällen sind mehrere umschaltbare Meßbereiche vorhanden (z.B. 1 µT...50 µT, 50 µT... 250 µT, 250 µT...750 µT), so daß auch große Gesamtbereiche möglich sind.

Jedes Meßgerät ist nur für bestimmte Frequenzen des Wechselfeldes ausgelegt. Es muß also bekannt sein, welche Frequenzen oder Bereiche von Frequenzen berücksichtigt werden sollen. Ein typischer Fall bei der Frequenz ist z.B. die Netzfrequenz 50 Hz. Für die Messung hochfrequenter elektromagnetischer Felder ist wegen des großen Frequenzumfangs (30 kHz bis 300 GHz) stets die Beschränkung auf einzelne Frequenzbereiche (z.B. 1 GHz bis 3 GHz) erforderlich.

Meßgeräte für Elektrosmog werden im Handel in großer Vielfalt angeboten und zwar auch für den „Normalverbraucher". Erhältlich sind sie bei Fachhändlern, Elektronikabteilungen von Kaufhäusern sowie Versandfirmen für Elektronik (wie Conrad, ELV, Voelkner, ...).

Die Handhabung der verschiedenen Geräte ist einfach und der Preisrahmen (20,00 DM bis 200,00 DM) vertretbar. In den Angeboten und Katalogen gibt es eine Vielfalt von Bezeichnungen für solche Meßgeräte, wie Störfeldtester, Teslameter, Elektrosmogdetektor, Mikrowellen-Lecktester oder EMF [electro magnetic field]-Tester.

Jedes dieser Meßgeräte ist durch spezifische Angaben über Meßaufgabe, Meßbereiche, Meßwerte und Frequenzen gekennzeichnet. Über die Meßgenauigkeit fehlen meistens genauere Informationen. Eine solche Angabe (z.B. ± 2 %) beschreibt eigentlich, wie ungenau die Messungen bezogen auf einen Referenzwert sind. Dies ändert sich jedoch in Abhängigkeit vom Meßwert, aber auch der Frequenz. Bei kleinen Meßwerten und/oder großen Frequenzen sind meistens die Fehler größer als bei großen Meßwerten und/oder kleinen Frequenzen.

Aus vorstehenden Gründen sind die angeführten Meßgeräte eher als Testeinrichtungen zu sehen und nicht als Präzisionssysteme. Es handelt sich deshalb eher um Indikatoren, mit denen das Erreichen oder Überschreiten von Grenzwerten erkennbar wird, was dem Einsatz in der Praxis nicht grundsätzlich abträglich ist.

Für die Durchführung von Messungen mit großer Genauigkeit gibt es auf dem Markt ebenfalls Meßgeräte, die allerdings entsprechend teurer sind. Sie bieten in vielen Fällen auch mehr Komfort, sei es durch unterschiedliche Meßarten, mehr Meßbereiche und/oder austauschbare Meßsonden. Das grundsätzliche Meßkonzept bleibt jedoch unverändert.

Will man nicht nur einfach ein Meßgerät kaufen, sondern etwas „do it yourself" beitragen, dann sollte man solche Meßgeräte auswählen, die als Bausatz erhältlich sind.

Zum Einstieg in die Elektrosmog-Meßtechnik kann es auch interessant sein, ein einfaches Meßgerät für Wechselfelder zu bauen. Als Sonde für das elektrische Feld dienen dabei ein oder zwei metallische Stäbe, deren Länge jeweils einem Viertel der Wellenlänge entspricht. Diese ergibt sich aus der Frequenz des zu messenden Wechselfeldes.

2

2

Die bereits aufgezeigte Influenz ruft nun eine von der Feldstärke abhängige Spannung im Leitermaterial hervor. Diese wird dann abgegriffen, ggf. noch gleichgerichtet und dann mit einem geeigneten Voltmeter (z.B. Drehspulinstrument) angezeigt.

Die *Abb. 2.2* zeigt den Schaltplan eines ganz einfachen Gerätes zur Messung elektrischer Wechselfelder. Die von den beiden als Dipole bezeichneten Stäbe gelieferte Spannung wird mit Hilfe der Dioden gleichgerichtet und dann mit dem Instrument angezeigt. Durch den einstellbaren Widerstand ist die Empfindlichkeit der Anzeige änderbar.

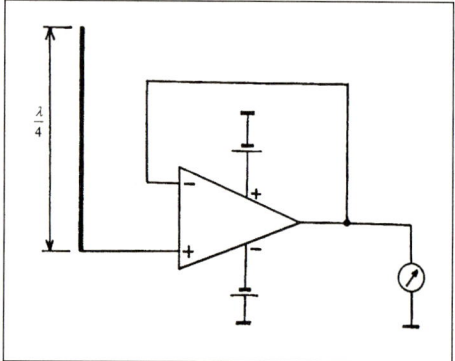

Abb. 2.3 Meßgerät für elektrische Wechselfelder mit Operationsverstärker

Schaltung verbessert. Als Sonde wird hierbei nur ein metallischer Leiter benötigt. Seine Länge sollte wenigstens ein Viertel der Wellenlänge betragen, Experimente mit anderen Abmessungen sind allerdings durchaus sinnvoll.

Für die Messung magnetischer Wechselfelder ist bekanntlich eine Sonde erforderlich, die nach dem Induktionsprinzip arbeitet. Dies ist mit jeder Spule realisierbar, wobei sich die Windungszahl und der Wicklungsdurchmesser nach der Frequenz des Wechselfeldes richten. Grundsätzlich gilt, daß bei kleinen Frequenzen viele Windungen erforderlich sind, während es bei großen Frequenzen nur weniger Windungen bedarf. Im Grenzfall reicht eine Windung bereits aus.

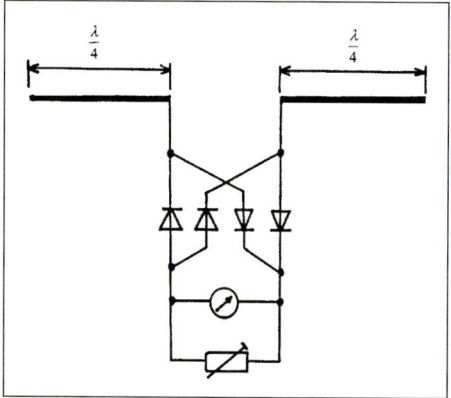

Abb. 2.2 Meßgerät für elektrische Wechselfelder mit Dioden

Bei vorstehender Schaltung sind keine Hilfsspannungen (also Batterie- oder Netzanschluß) erforderlich. Allerdings führen deshalb zu kleine Feldstärkewerte nicht mehr zu einer Instrumentenanzeige. Verwendet man einen Operationsverstärker gemäß der in *Abb. 2.3* dargestellten Form, dann wird das am Eingang auftretende Signal von der Anzeige sehr gut entkoppelt, was die Empfindlichkeit der

Die in der Spule induzierte Wechselspannung ist unmittelbar von der magnetischen Feldstärke abhängig und kann entsprechend angezeigt werden. Zur Verbesserung der Empfindlichkeit ist dabei auch der Einsatz von Operationsverstärkern möglich. *Abb. 2.4* zeigt das Beispiel für ein solches Meßgerät für magnetische Wechselfelder.

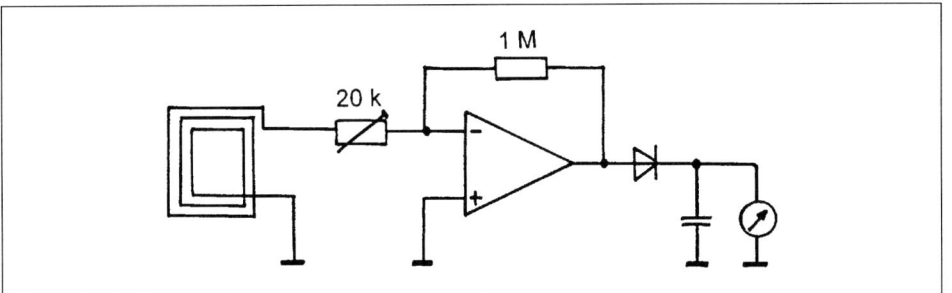

Abb. 2.4 Meßgerät für magnetische Wechselfelder

Damit die vorgestellten Schaltungen auch wirklich für Messungen sinnvoll verwendbar sind, muß die Anzeige in geeigneter Weise kalibriert werden, also die Spannungswerte Feldstärkewerten zugeordnet werden. Am einfachsten ist dies durch Vergleich mit einem beim Hersteller kalibrierten Gerät möglich. Hilfreich sind auch entsprechende Wechselfelder, deren Feldstärkewerte bekannt sind oder berechnet werden können.

Merkwürdiges

- Meßgeräte für elektrische Felder nutzen den Effekt der Influenz
- Meßgeräte für magnetische Felder nutzen den Effekt der Induktion
- Kriterien für Meßgeräte sind Art der Messung, Meßbereich und Frequenzbereich
- Sonden für elektrische Wechselfelder sind stets metallische Stäbe
- Sonden für magnetische Wechselfelder sind stets Spulen
- Die Genauigkeit der Meßgeräte ist abhängig vom Aufbaukonzept und der Kalibrierung

3 Wie wirkt Elektrosmog auf den Menschen und welche Abhilfe gibt es?

3.1 Welche Probleme können auftreten?

Der menschliche Körper ist ein komplexes biologisches System. Wirken nun elektrische und/oder magnetische Felder ein, dann ergeben sich Kraftwirkungen auf die Körperzellen. Die Beeinflussung betrifft

- Haut
- Muskeln
- Fett
- Nerven
- Herz
- Gehirn
- Blut

Dabei können thermische oder nicht-thermische Wirkungen auftreten, wobei letztere auch als athermisch bezeichnet werden.

Thermische Wirkungen sind Erwärmungen des Körpergewebes, entweder an der Körperoberfläche (also der Haut) oder im Inneren des Körpers. Die Eindringtiefe ist abhängig von der Frequenz des Wechselfeldes. Es gilt folgende Abhängigkeit:

Die Eindringtiefe eines Wechselfeldes in den menschlichen Körper nimmt mit zunehmender Frequenz ab und umgekehrt.

Die thermische Wirkung ergibt sich daraus, daß Teile der Energie des Feldes durch den Körper absorbiert werden und durch Induktion Ströme im Körper hervorrufen, die als Körperstromdichte in Ampere pro Quadratmeter (A/m^2) angegeben wird. Die Moleküle der Zellen bzw. der Zellflüssigkeit geraten dadurch in Bewegung, die damit verbundenen Reibungsverluste führen zur Erwärmung.

Über die thermische Wirkung von Wechselfeldern liegen gesicherte Erkenntnisse vor, so daß entsprechende Grenzwerte für die Feldstärken oder Leistungsdichte relativ unproblematisch bestimmbar sind.

Beträgt zum Beispiel die Leistungsdichte 10 mW/cm^2, dann absorbiert der menschliche Körper bei 80 W Ruhegrundumsatz etwa 1 W pro Kilogramm Körpergewicht, wenn von einer gleichmäßigen Verteilung über den Körper ausgegangen wird. Dies führt zum Anstieg der Körpertemperatur um 1 Grad, was der Körper problemlos ausgleichen kann. Die Leistungsdichte ist im allgemeinen jedoch keine konstante Größe, sondern weist am Körper unterschiedliche Werte auf. Außerdem gilt auch für die Leistungsaufnahme des Körpers, daß diese auch nicht an allen Stellen gleichmäßig erfolgt, außerdem ist sie auch für die einzelnen Menschen unterschiedlich.

Die Leistungsaufnahme des Körpers aus dem einwirkenden Wechselfeld ist ein Maßstab für die mögliche Erwärmung des Körpers. Sie wird deshalb als spezifische Absorptionsrate (SAR) bezeichnet und in W/kg angegeben, also Bezug auf das Körpergewicht genommen.

Bei zu großen Strahlungsdichten und/oder großen SAR-Werten sind äußerliche und innerliche Verbrennungen möglich. Aber auch bei normalen Werten können schlecht durchblutete Organe (z.B. die Augen) Schaden nehmen, weil dabei der körpereigene Kühlungsmechanismus nicht ausreichend wirken kann. Dabei ist anzumerken, daß die zulässigen Werte für die Strahlungsdichte stets nur in Beziehung zur Frequenz gelten.

Abhängig von der Struktur des einwirkenden Wechselfeldes kann es in besonderen Fällen auch zu einer Fokussierung (also Bündelung) der Energieabsorption kommen. Es entstehen dabei im Körper sog. Hot Spots. An diesen Stellen besteht dann auch die Gefährdung durch Wärmewirkung.

Schädigende thermische Wirkungen können also mit Sicherheit dadurch verhindert werden, daß der Mensch Bereiche großer Strahlungsdichte meidet, wobei diese Energie durch Messungen mit ausreichender Genauigkeit feststellbar ist.

Die nicht-thermischen (also athermischen) Wirkungen von Wechselfeldern stellen ein erheblich größeres Problem dar, weil hierfür die Gründe bisher nicht eindeutig bekannt sind, obwohl bereits viele Untersuchungen darüber durchgeführt wurden. Das läßt sich grundsätzlich dadurch erklären, daß der aus lebenden Zellen bestehende menschliche Körper ein komplex vernetztes System ist, Langzeitversuche zur Ermittlung der Ursachen der nicht-thermischen Wirkungen nur begrenzt am Menschen durchführbar sind und die deshalb üblichen Tierversuche mit ihren Ergebnissen nicht ohne weiteres auf den Menschen übertragbar sind. Deshalb treten Probleme auf, sinnvolle Grenzwerte für die Feldstärke festzulegen.

Es gibt zahlreiche Beschwerden, deren Ursache auch auf die Einwirkung von Wechselfeldern zurückgeführt wird, wobei dies grundsätzlich für alle Frequenzen gilt. In nachfolgender Auflistung sind einige Symptome zusammengestellt:

- Kopfschmerzen
- Konzentrationsschwäche
- Mattigkeit
- reduzierte Belastbarkeit
- Schwindelanfälle
- Schlafstörungen
- Allergien
- Potenzstörungen
- Störungen des vegetativen Nervensystems
- labiler Puls
- labiler Blutdruck
- reduzierte Reaktionszeiten
- Rheuma
- Krebs
- Beeinflussung des Elektro-Enzephalogramms (EEG)
- Beeinflussung des Elektro-Kardiogramms (EKG)
- Stoffwechselstörungen
- Sehstörungen

3

3

- Schwächung des Immunsystems
- Nervosität
- Antriebslosigkeit
- Depressionen
- Ohrengeräusche (Tinnitus)
- Biorhythmus-Störungen

Bei dieser „Horrorliste" ist zu berücksichtigen, daß die angeführten Probleme nicht etwa in jedem Fall auftreten. Außerdem treten solche Effekte nicht bei allen Menschen in gleicher Weise auf. Andererseits ergeben sich nicht-thermische Wirkungen in der Praxis auch bereits bei Feldstärken, die unterhalb der Grenzwerte für thermische Wirkungen liegen, wobei die Schwelle für jede Person anders liegt. Es können dabei auch die bereits bei den thermischen Wirkungen dargestellten Hot Spots auftreten.

In *Abb. 3.1* ist dargestellt, wie sich die Empfindlichkeit bezüglich nicht-thermischer Wirkungen für einzelne Feldstärkewerte grund-

sätzlich verteilt. Es handelt sich um eine sog. Glockenkurve. Sie zeigt, daß der größere Anteil der Menschen „normal" empfindlich ist, während jeweils ein geringerer Anteil entweder solche Wirkungen gar nicht bzw. nur wenig verspürt oder sehr empfindlich für solche Wirkungen ist. Letzteres kann auch bereits bei sehr geringen Feldstärken auftreten und wird deshalb als Elektrosensibilität bezeichnet. Dafür kann folgende Begriffsbestimmung gelten:

> Elektrosensibilität ist die ungewollte Fähigkeit von Personen, nicht-thermische Wirkungen elektrischer, magnetischer und/oder elektromagnetischer Felder auch bei sehr geringen Feldstärken zu empfinden.

Die Größenordnung nicht-thermischer Wirkungen ist verständlicherweise auch davon abhängig, wie lange sich die betroffene Person in störenden Feldern aufhält. Bei kurzzei-

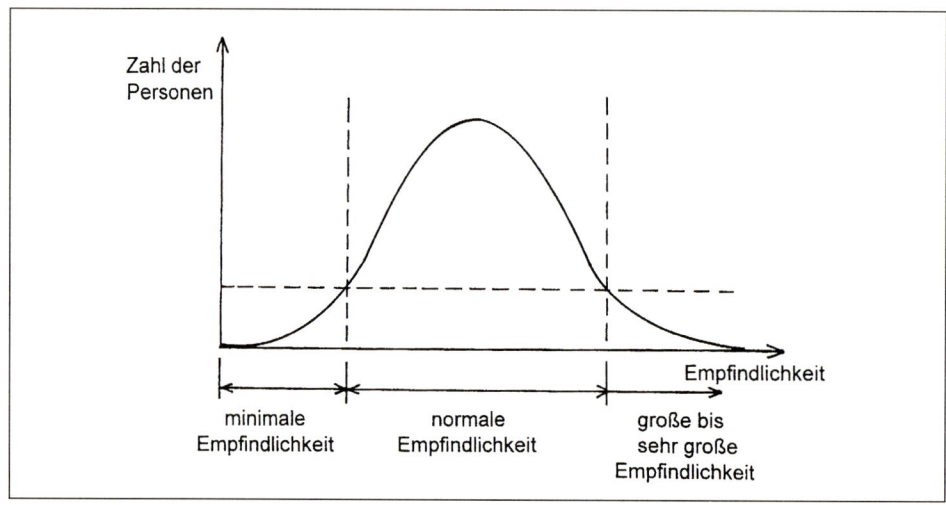

Bild 3.1   Empfindlichkeit für nicht-thermische Wirkungen von Wechselfeldern

24

tigem Aufenthalt sind die Probleme wesentlich geringer als bei längerem Aufenthalt oder sogar dauernder Einwirkung der Felder. Es werden deshalb folgende Expositionszeiten unterschieden:

- Kurzzeitexposition
- Langzeitexposition/Dauerexposition

Die durch nicht-thermische Wirkungen hervorgerufenen Symptome sind bei Kurzzeitexposition immer weniger problematisch, während Langzeitexposition/Dauerexposition eigentlich die kritische Situation darstellt und bei denen Maßnahmen zur Abhilfe eine große Bedeutung haben.

Die bisherigen Erkenntnisse haben gezeigt, daß die Empfindlichkeit für Elektrosmog wohl auch von anderen ungünstigen Umweltbedingungen mit beeinflußt wird. Dazu zählen:

- Streß
- Leistungsdruck
- Ärger
- Abgase
- Medikamente
- Zigarettenrauch
- zu viel Alkohol
- minderwertige Nahrungsmittel
- Mangel an Sauerstoff
- Vitaminmangel
- Mangel an Mineralien

Es tritt dadurch wohl eine Kumulation ein, was stets die Wirkungen des Elektrosmogs verstärkt. Dies bedeutet, daß durch andere Umweltbelastungen bereits vorgeschädigte Personen bezüglich Elektrosmog wesentlich empfindlicher reagieren, als solche ohne derartige Einwirkungen. Es kann Elektrosensibilität deshalb als Ergebnis eines aus vielen Faktoren bestehenden Geschehens verstanden werden.

3

An dieser Stelle sei allerdings angemerkt, daß der Mensch auch natürlichen elektrischen, magnetischen und elektromagnetischen Feldern ausgesetzt ist. Da ist zuerst einmal das magnetische Gleichfeld der Erde, welches einen Wert von durchschnittlich 40 µT aufweist. Die Erde stellt nämlich einen Dauermagneten dar, dessen Pole in der Nähe von Nord- und Südpol liegen. Eine typische „Nutzung" dieses Feldes ist beim Kompaß gegeben.

Aus dem Weltraum wirken aber auch hochfrequente Felder auf die Erde ein, ebenso führen Blitzentladungen zu impulsartigen Feldwirkungen.

Da wesentliche Funktionen im menschlichen Körper durch elektrochemische Reaktionen gesteuert werden, ergeben sich auch körperspezifische Spannungen, Ströme und damit auch Felder. Durch die äußeren Einwirkungen können diese nun derart überlagert werden, daß sich einzelne der aufgezeigten Störsymptome ergeben.

Ein besonderes Problem stellen dabei implantierte elektronische Körperhilfen dar. Ein typisches Beispiel dafür ist der Herzschrittmacher. Bei diesem können zu starke Felder im ungünstigsten Fall eine Funktionsstörung bewirken und damit unmittelbar lebensbedrohend sein.

Elektrosmog kann prinzipiell durch Wechselfelder beliebiger Frequenz hervorgerufen

3

werden. In der Praxis spielen jedoch Felder mit der Netzfrequenz 50 Hz und solche im Hochfrequenzbereich bis ca. 2 GHz die ausschlaggebende Rolle. Es muß jedoch stets auf einwirkende Felder mit unterschiedlicher Frequenz geachtet werden, weil dadurch die einzelnen Wirkungen kumulieren können.

Die Diskussion über nicht-thermische Wirkungen elektrischer, magnetischer und elektromagnetischer Felder wird häufig sehr unsachlich geführt. Einerseits läßt sich nicht beweisen, daß die Einwirkung auch schwacher Felder auf den Menschen generell unkritisch ist, andererseits kann auch nicht hinreichend bewiesen werden, daß bei Feldstärken unterhalb der Grenzwerte für thermische Wirkungen in jedem Einzelfall Schäden auftreten. Nach den bisher vorliegenden wissenschaftlichen Erkenntnissen sind diese Grenzwerte so festgelegt, daß weder thermische noch nicht-thermische Wirkungen auftreten. Dies bedeutet jedoch nicht den totalen Beweis der Unschädlichkeit solcher Felder. Aus vorstehenden Gründen sollte deshalb den subjektiven Empfindungen des einzelnen Menschen Rechnung getragen werden. Wer also bezogen auf den Elektrosmog Befürchtungen hat, kann sich durch geeignete Maßnahmen zumindest subjektiv schützen.

In den nächsten Kapiteln sind deshalb praxisorientierte Lösungsansätze aufgezeigt, wie gegen Elektrosmog vorgegangen werden

Merkwürdiges

■ Durch elektrische und/oder magnetische Felder können beim Menschen thermische und nicht-thermische Wirkungen hervorgerufen werden
■ Bezüglich der thermischen Wirkungen von Wechselfeldern sind gesicherte Grenzwerte für die Feldstärke festgelegt
■ Die spezifische Absorptionsrate (SAR) gibt an, welche Leistung pro Kilogramm Körpergewicht aus dem einstrahlenden Feld vom Körper absorbiert wird
■ Hot Spots sind Stellen im Körper, bei denen die Energie des einstrahlenden Feldes in einem kleinen Bereich fokussiert wird
■ Nicht-thermische Wirkungen elektrischer, magnetischer und elektromagnetischer Felder können unterschiedlichste störende Symptome beim Menschen hervorrufen, wobei eine wissenschaftliche Beweisführung für den Wirkungsmechanismus noch nicht gelungen ist
■ Elektrosensibilität ist die ungewollte Fähigkeit von Menschen, bereits auch bei sehr kleinen Feldstärken nicht-thermische Wirkungen zu empfinden
■ Der Umfang der durch Elektrosmog hervorgerufenen Störeffekte ist auch unmittelbar von der Expositionsdauer (= Einwirkungszeit) abhängig
■ Die Empfindlichkeit für Elektrosmog wird durch andere negative Umwelteinflüsse wegen der kumulativen Wirkung begünstigt
■ Es gibt auch natürliche elektrische, magnetische und elektromagnetische Felder
■ Durch körpereigene Spannungen und Ströme werden ebenfalls Felder hervorgerufen. Durch Elektrosmog bedingte Felder können durch Überlagerung Störsymptome hervorrufen
■ Implantierte elektronische Körperhilfen dürfen durch Elektrosmog nicht in ihrer bestimmungsgemäßen Funktion beeinträchtigt werden

kann. Der Grundsatz besteht dabei darin, störende Felder möglichst zu vermeiden und/oder den Einfluß vorhandener Felder zu reduzieren.

3.2 Störquelle Funksender

Funksender sind technische Anlagen, die über Antennen elektromagnetische Energie in den umgebenden Raum abstrahlen und damit elektromagnetische Felder hervorrufen. Sie können grundsätzlich beliebige Frequenzen über 30 kHz aufweisen, typisch sind folgende Bereiche:

- 150 kHz ... 30 MHz Hörfunk (AM)
- 87,5 MHz ... 108 MHz Hörfunk (FM)
- 47 MHz ... 862 MHz Fernsehen (VHF, UHF)
- 400 MHz ...1800 MHz Mobilfunk
- 10,7 GHz ... 12,75 GHz Satellitenfunk

Es gibt aber auch noch vielfältige andere Einsatzbereiche, sei es für Ortung, Navigation, Kommunikation, Medizin, Steuerung oder Überwachung.

Jeder Funksender ist durch einige technische Parameter gekennzeichnet. Dazu zählen neben der Frequenz die abgestrahlte hochfrequente Leistung, die Höhe der Antenne über dem Erdboden und die Strahlungscharakteristik der Antenne, also die richtungsabhängige Verteilung der Energie. Es können deshalb Linien konstanter Feldstärke um jeden Sender ermittelt werden, wobei in der Praxis meistens die Messung der elektrischen Feldstärke E erfolgt (Abb. *3.2*). Dabei kann die Strahlung rundum in gleicher Stärke erfolgen, aber auch ausgeprägte Richtwirkung aufweisen.

Bezüglich der Wirkung derartiger Felder auf den Menschen ist festzustellen, daß sie mit zunehmender Strahlungsleistung und/oder abnehmender Antennenhöhe größer wird, an-

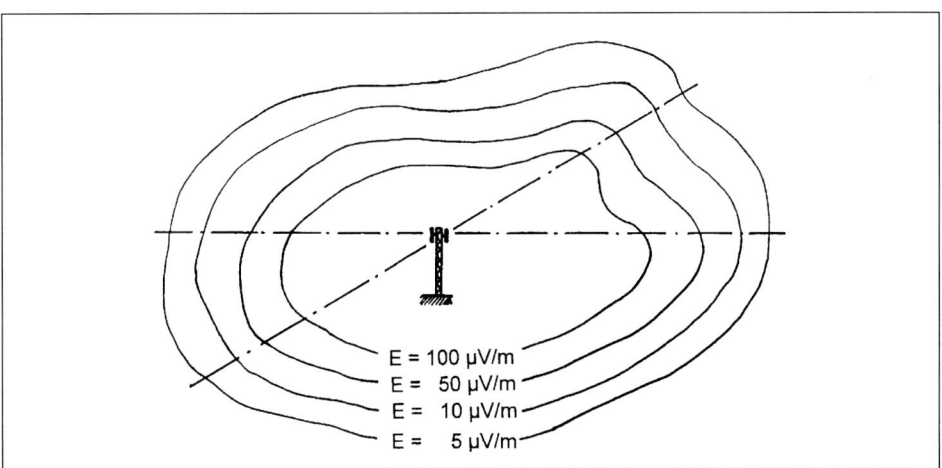

Bild 3.2   Feldstärkeverteilung um einen Funksender

3

dererseits mit zunehmender Entfernung vom Sender abnimmt.

Die von Funksendern abgestrahlten Leistungen weisen sehr unterschiedliche Werte auf. Sie liegen im Bereich von einigen Watt bis hin zu einigen hundert Kilowatt. Dabei sind die großen Leistungen im Regelfall bei den Rundfunksendern im Bereich Lang-, Mittel-, Kurz- und Ultrakurzwellen gegeben, also verhältnismäßig kleinen Frequenzen. Diese sind jedoch bezüglich ihrer Elektrosmog-Wirkung unkritischer als größere Frequenzen.

Solange nicht im Rahmen der beruflichen Tätigkeit ein Umgang mit Sendern erforderlich ist, hat der Mensch stets ausreichenden Abstand von der Antenne des Funksenders, so daß thermische Wirkungen mit Sicherheit nicht auftreten können.

Die im Bereich von Volt pro Meter (V/m) liegenden Grenzwerte können aber durchaus nicht-thermische Wirkungen hervorrufen, weshalb möglichst kleine Werte für die einwirkende Feldstärke anzustreben sind. Die einfachste Lösung dafür ist die Vergrößerung des Abstandes zum Funksender. Der prinzipielle Verlauf der Feldstärke E in Abhängigkeit von der Entfernung d vom Sender (*Abb. 3.3*) zeigt, daß die Werte in unmittelbarer Sendernähe schnell abnehmen, während sich danach die Reduzierung proportional mit der Entfernung ergibt.

Liegen Wohnungen, Büros oder Werkstätten in relativer Nähe zu Funksendern, dann kann die Vorbeugung gegen Elektrosmog eigentlich nur durch Abschirmung in Senderrichtung erfolgen. Dies ist durch entsprechend leitfähige Schichten (Metallgitter, Kupferfolie, leitfähiger Putz) auf den betroffenen Wänden realisierbar, wobei in jedem Fall

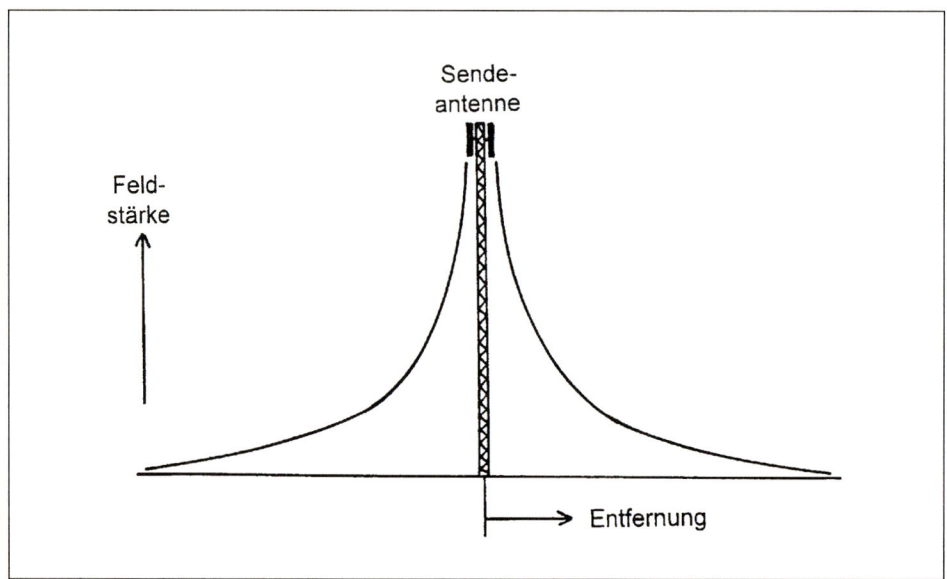

Bild 3.3   Abhängigkeit der Feldstärke von der Entfernung zum Sender

eine Erdung vorzusehen ist. Durch Messung läßt sich die Wirkung der Abschirmung einfach kontrollieren.

Standorte von Funksendern sind stets an der Sendeantenne der Anlage leicht erkennbar. Über die wirksamen hochfrequenten Felder geben allerdings nur Messungen zuverlässig Informationen, da an der Antenne die mögliche Richtwirkung der Abstrahlung nicht immer erkennbar ist.

Praxis-Tip

- Möglichst großen Abstand zu Funksendern halten
- Reduzierung der durch Funksender hervorgerufenen Feldstärke in Räumen durch Abschirmung in Strahlungsrichtung
- Durch Messungen die realen Feldstärkewerte feststellen oder feststellen lassen

3.3 Störquelle Funktelefon

Während das normale Telefon über eine Leitungsverbindung mit der Vermittlungsstelle verbunden ist, arbeitet das Funktelefon für diesen Anschluß mit einer Funkverbindung, die in beiden Richtungen betrieben werden kann. Inzwischen gibt es in Deutschland fünf Mobilfunknetze (C, D1, D2, E1, E2), die mit über 3 Millionen Teilnehmern in den Frequenzbereichen 450 MHz, 900 MHz und 1800 MHz arbeiten.

Aus betrieblichen Gründen und wegen der Frequenzlage sind die Sender so angeordnet,

daß jeweils als Zellen bezeichnete kleine Bereiche versorgt werden. Die Strahlungsleistungen liegen üblicherweise im Bereich zwischen 1 W und 100 W. Es handelt sich also um Funksender, deren Elektrosmog-Problematik bereits im vorigen Kapitel behandelt wurde.

Die von den Teilnehmern genutzten Funktelefone sind klein und überschaubar gestaltete Geräte, für die sich „Handy" als Bezeichnung durchgesetzt hat. Von der Funktion her handelt es sich um eine Kombination aus Sende- und Empfangseinrichtung. Als Antenne wird eine kurze Stabantenne verwendet, die auch im Gehäuse integriert sein kann.

Das Problem besteht beim Handy in der erforderlichen Handhabung. Die Antenne befindet sich im Nutzungsfall unmittelbar über dem Ohr am Kopf. Die abgestrahlte Leistung liegt zwar unter 1 W, dafür ist aber die unmittelbare Nähe zum Gehirn und den Augen gegeben. Auch wenn dabei thermische Wirkungen nicht auftreten, so besteht doch eine gewisse Befürchtung bezüglich Hot Spots, wodurch dann unter Umständen punktuell Schäden hervorgerufen werden.

Bedingt durch das Einsatzfeld direkt am Kopf, werden Handys bezüglich der nichtthermischen Wirkungen als sehr kritisch gesehen. Dies gilt verständlicherweise besonders für häufige und lange Nutzung, weil dann keine Kurzzeitexposition mehr vorliegt.

Die bei Funksendern möglichen Vorbeugungsmaßnahmen „Abstand" und „Abschirmung" sind beim Handy natürlich nicht möglich. So bleibt als sinnvollste Vorsorgemaßnahme eigentlich nur die Einschränkung der Nutzung.

3

Eine Verbesserung der Situation hat sich allerdings durch optimierte Entwicklungen bei den Handys ergeben. Verschiedene Firmen bieten nämlich inzwischen Geräte an, bei denen die Strahlungscharakteristik der Antenne derart modifiziert wurde, daß in Richtung Kopf weniger Feldstärke auftritt als in den anderen Richtungen. Es ist also durchaus ein Entwicklungspotential vorhanden, um auch auf der Geräteseite Lösungsansätze bezüglich der Auswirkungen des Elektrosmogs zu finden.

An dieser Stelle sei darauf hingewiesen, daß ein im jeweiligen Mobilfunknetz eingeloggtes (also für den Betrieb verfügbar gemeldetes) Handy erst dann einen wesentlichen Beitrag zum Elektrosmog liefert, wenn ein Verbindungsaufbau ausgelöst wird. In der anderen Zeit arbeitet das Gerät die meiste Zeit lediglich als Empfänger und ist dann unkritisch. Um den unverzögerten Einsatz des Handys im Netz zu gewährleisten, erfolgt jedoch in regelmäßigen Zeitabständen ein kurzer Datenaustausch mit der nächsten Basisstation.

In der Praxis spielt Mobilfunk vom Fahrzeug aus eine zunehmend wichtigere Rolle. Dabei kann entweder ein fest installiertes Gerät zum Einsatz kommen oder auch das mobile Handy. Aus Gründen der Sicherheit beim Fahrbetrieb gilt in beiden Fällen die Freisprecheinrichtung als unabdingbar. Dadurch kann der Sprechverkehr abgewickelt werden, ohne einen Hörer in die Hand nehmen zu müssen. Beide Hände sind somit für das Lenkrad und die Bedienung des Fahrzeugs frei.

Damit vom Fahrzeug aus Verbindungen optimal aufgebaut werden können, wird unbedingt eine Außenantenne am Fahrzeug benötigt. Bei fest installierten Geräten ist dies vom Konzept her bereits gegeben, Handys müssen dagegen für den Anschluß einer externen Antenne geeignet sein. Die auf der Karosserie montierte Außenantenne verhindert, daß im Innenraum des Fahrzeugs das vom Handy bekannte elektromagnetische Feld unmittelbar auf den Kopf des Teilnehmers wirken kann. Die möglichen nicht-thermischen Wirkungen sind damit signifikant reduziert.

Praxis-Tip

- Nutzung des Handys einschränken
- Handys mit optimierter Strahlungscharakteristik verwenden
- Handy im Fahrzeug nur mit Außenantenne verwenden

3.4 Störquelle Schnurloses Telefon

Beim herkömmlichen Telefon ist der Hörer über ein Kabel mit dem Telefonapparat verbunden, der seinerseits über die Standard-Steckverbindung TAE (Telekommunikations-Anschlußeinheit) an das Fernmeldenetz angeschlossen ist. Wird nun das Kabel zwischen Hörer und Telefonapparat durch eine für den Betrieb in beiden Richtungen geeignete Funkverbindung ersetzt, dann liegt ein schnurloses Telefon vor. Es besteht aus dem Hörer als Mobilteil und dem an das Fernmeldenetz angeschlossenen Telefonapparat als Basisstation (*Abb. 3.4*). Häufig wird auch die englische Bezeichnung „cordless telephone" (CT) verwendet.

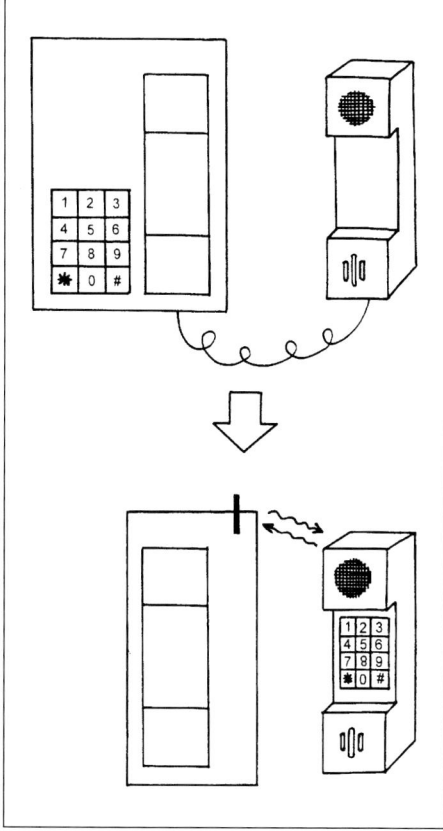

Bild 3.4   Übergang vom herkömmlichen Telefon zum schnurlosen Telefon

Bei schnurlosen Telefonen wird mit sehr kleinen Strahlungsleistungen gearbeitet, wobei 10 mW ein typischer Wert ist. Daraus ergeben sich für die Praxis folgende zweckmäßige Reichweiten:

- ca. 50 m in Gebäuden
- ca. 300 m im Freien

Beim schnurlosen Telefon werden für die Funkverbindungen wie beim Mobilfunk der 900-MHz-Bereich oder 1800-MHz-Bereich

genutzt. Wegen der minimalen Strahlungsleistungen treten thermische Wirkungen mit Sicherheit nicht auf, nicht-thermische Wirkungen sind nur bei ausgeprägter Elektrosensibilität denkbar.

Bei den meisten schnurlosen Telefonen können mehrere Mobilteile (typisch sind 6) mit einer Basisstation zusammenarbeiten. Das Mobilteil bzw. die Mobilteile sind dabei erst einmal auf Empfang der Basisstation geschaltet und bewirken dabei keinen Elektrosmog. Bei einem ankommenden Anruf wird dies von der Basisstation dem Mobilteil bzw. den Mobilteilen signalisiert. Dabei baut die Basisstation eine Funkverbindung zum Mobilteil auf, die Gegenrichtung wird erst durch Tastendruck an einem Mobilteil aktiviert.

Die Nutzung schnurloser Telefone bietet bekanntlich große Flexibilität, auch durch die Möglichkeit, mehrere Mobilteile an einer Basisstation betreiben zu können. Elektrosmog ist zwar durch Verwendung konventioneller Telefonapparate (also mit über Kabel angeschlossenem Hörer) vermeidbar, jedoch reduziert sich der Komfort, auch wenn über entsprechende Leitungsverbindungen mehrere Apparate an unterschiedlichen Stellen erreichbar sind.

Praxis-Tip

- Bei ausgeprägter Elektrosensibilität Nutzung des schnurlosen Telefons einschränken
- Um Elektrosmog vollständig zu vermeiden, schnurgebundene Telefone einsetzen, wobei über geeignete Verteilung und Leitungsverbindungen auch Apparate an verschiedenen Stellen möglich sind

3

3

3.5 Störquelle Bild-schirmgeräte

Fernsehgeräte, Personal Computer (PC) und andere Geräte mit einem Anzeigefeld (auch als Display bezeichnet) arbeiten in den meisten Fällen mit Bildröhren, bei denen im Vakuum ein Elektronenstrahl durch elektrische und/oder magnetische Felder kontinuierlich abgelenkt wird und dann auf der Leuchtschicht des Bildschirms die gewünschten Helligkeits- oder Farbinformationen bewirkt.

Der Aufbau des einzelnen Bildes erfolgt zeilenweise, wobei – vergleichbar dem Lesevorgang – der Elektronenstrahl vom jeweiligen Zeilenende möglichst schnell auf den Anfang der nächsten Zeile wechseln soll. Am Ende eines Bildes ist es erforderlich, daß der Elektronenstrahl wieder zum Anfang der ersten Zeile gelangt (*Abb. 3.5*). Beide Vorgänge (Zeilenwechsel und Bildwechsel) werden durch sägezahnförmige Wechselspannungen gesteuert.

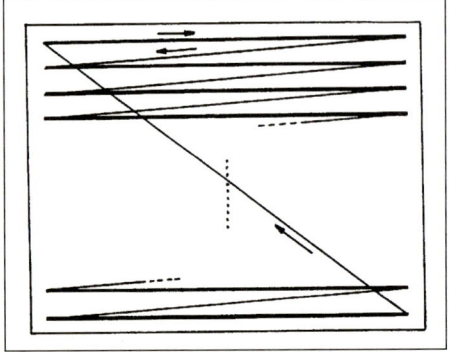

Bild 3.5   Bildaufbau für Darstellung auf dem Bildschirm

Vorstehend aufgezeigte Beeinflussung des Elektronenstroms führt zu elektrischen und magnetischen Wechselfeldern bis zu einer Frequenz von ca. 400 kHz, also hauptsächlich niederfrequenten Feldern. Bezogen auf den Bildwechsel liegen die Anteile im Bereich 5 Hz bis 2 kHz, während beim Zeilenwechsel Anteile im Bereich 2 kHz bis 400 kHz auftreten. Das Bildschirmgerät strahlt also entsprechende Felder ab. Bedingt durch die Nutzung wirken diese unmittelbar auf den Kopf des Nutzers, der üblicherweise einen Betrachtungsabstand von 30 ... 50 cm zum Bildschirm hat.

Die Strahlung des Bildschirmgerätes ist in allen Fällen so klein, daß thermische Wirkungen auch bei Langzeitexposition nicht auftreten. Bezüglich möglicher nicht-thermischer Wirkungen sind für Bildschirmgeräte möglichst kleine Feldstärkewerte anzustreben. Hier wurden zuerst in Schweden Maßstäbe gesetzt, bedingt durch die Aktivitäten der Arbeitsschutzorganisation des Landes MPR, die am ehesten der deutschen Gewerbeaufsicht vergleichbar ist. Diese Organisation hat Empfehlungen für die Grenzwerte der Feldstärke erarbeitet, die zumindest in Europa als Quasi-Standard angesehen werden.

Inzwischen haben sich sogar schärfere Werte durchsetzen lassen, ausgelöst durch die Aktivitäten des Dachverbandes der schwedischen Angestellten- und Beamtengewerkschaften TCO.

Die Empfehlungen von MPR und TCO für die Grenzwerte der Feldstärke sind in nachfolgender Tabelle zusammengestellt:

		MPR	TCO
elektrisches Feld	5 Hz ... 2 kHz	25 V/m	10 V/m
	2 kHz ... 400 kHz	2,5 V/m	1 V/m
magnetisches Feld	5 Hz ... 2 kHz	0,25 μT	0,2 μT
	2 kHz ... 400 kHz	0,025 μT	0,025 μT

3

Bildschirmgeräte sind in der Praxis durch Aufkleber gekennzeichnet, aus denen unmittelbar erkennbar ist, welchen Empfehlungen sie entsprechen. Verständlicherweise sind Bildschirmgeräte mit der Kennzeichnung TCO zu bevorzugen, weil damit das derzeit verfügbare Optimum gegeben ist. Es bestehen allerdings auch weiterhin Bemühungen, die Strahlungsbelastung noch mehr zu reduzieren.

Praxis-Tip

■ Bildschirmgeräte mit der Kennzeichnung TCO (mindestens jedoch MPR) verwenden
■ Abstand zum Bildschirm so groß wie möglich halten

3.6 Störquelle Computer

Die Nutzung von Personal Computern (PC) gehört im beruflichen Bereich inzwischen zum Alltag, nimmt aber auch im privaten Bereich ständig zu. Dabei handelt es sich erst einmal um Bildschirmgeräte, deren Problematik bereits im vorigen Kapitel behandelt wurde. Ausnahmen bilden Computer mit flachen Anzeigefeldern, wie es beim Laptop ge-

geben ist, weil hierfür keine Elektronenstrahlröhren zum Einsatz kommen, sondern entsprechende Halbleitertechnologie (z.B. Flüssigkristallanzeige (LCD)) verwendet wird. Dabei treten die bei Röhren für die Ablenkung des Elektronenstrahls typischen elektrischen und magnetischen Felder nicht auf.

Ein anderes wesentliches Kriterium für jeden Computer ist die Taktfrequenz. Dabei handelt es sich um eine Angabe über die mögliche Arbeitsgeschwindigkeit. Sie wird hauptsächlich durch den im Computer verwendeten Prozessortyp (z.B. 486, Pentium) bestimmt.

Taktfrequenzen liegen stets im MHz-Bereich, der typische Wertebereich beginnt bei 66 MHz und endet inzwischen bei bereits über 300 MHz. Es handelt sich also eindeutig um den Hochfrequenzbereich, wobei Signale mit diesen Frequenzen auf Leitungen und an Schnittstellen des Computers auftreten. Auf diese Weise erfolgt allerdings auch Abstrahlung, so daß quasi ein Funksender mit sehr kleiner Leistung vorliegt.

Die von einem Computer durch abgestrahlte hochfrequente Energie bewirkte Feldstärke ist unmittelbar davon abhängig, welche Abschirmung durch das Gehäuse bewirkt wird. Dies sollte beim Kauf eines Computers be-

33

3

rücksichtigt werden, um die Belastungen durch Elektrosmog abschätzen zu können. Bei vorhandenen Computern kann versucht werden, durch Ergänzung einer provisorischen Abschirmung akzeptable Verbesserungen zu erreichen.

Da die Werte des vom Gerät abgestrahlten Störsignals mit zunehmender Entfernung schnell abnehmen, kann durch möglichst großen Abstand des Nutzers zum Gerät eine weitere Verbesserung erzielt werden. Bedingt durch die erforderliche Handhabung des Gerätes sind dabei natürlich Grenzen gesetzt, wenn auch bei Tower-Geräten eine gewisse Flexibilität für eine Optimierung besteht.

Praxis-Tip

■ Computer mit möglichst guter Abschirmung des Gerätes verwenden
■ Im Bedarfsfall ergänzende provisorische Abschirmung erproben
■ Möglichst großen Abstand des Nutzers zum Gerät realisieren

3.7 Störquelle Hochspannungsleitungen

Die Versorgung mit elektrischer Energie erfolgt in der Praxis von großen Kraftwerken aus, weil mit solchen Anlagen die erforderlichen Leistungen wirtschaftlich produziert werden können. Würde die Energieverteilung mit der Netzspannung 230 V erfolgen, dann müßte das Übertragungsnetz für mehrere hundert Kiloampere Strombelastung ausge-

legt sein, was zu völlig unwirtschaftlichen und unrealistischen Leistungsquerschnitten führen würde.

Vorstehende Problematik führt konsequent zur Verwendung von Hochspannung und deren Verteilung über entsprechend dimensionierte Freileitungen. Typische Werte sind dabei 20 kV, 110 kV und 220 kV, wobei der Trend zu noch höheren Spannungen (380 kV, 750 kV) geht. Da beim Energieverbraucher elektrische Leistung P benötigt wird und diese sich aus dem Produkt von Spannung U und Strom I ergibt, sinkt der Wert des zu übertragenden Stroms mit zunehmender Spannung. Dadurch können auch die Querschnitte der Hochspannungsleitungen entsprechend reduziert werden. Für die Umsetzung der Spannungen in die verschiedenen Werte werden Transformatoren verwendet, die nach dem Prinzip der Induktion (Leiter in einem magnetischen Wechselfeld) arbeiten und als markante Komponenten in umzäunten Umspannstationen oder in Trafohäusern zu finden sind.

Den betrieblichen Vorteilen der Hochspannungsübertragung stehen folgende Probleme bezüglich Elektrosmog gegenüber: Bedingt durch die hohe Spannung ergeben sich auch starke elektrische Wechselfelder, während die immerhin noch im kA-Bereich liegenden Ströme entsprechende magnetische Wechselfelder hervorrufen. Wegen der großen Werte für Spannung und Strom sind auch die Feldstärken entsprechend hoch, weshalb der Elektrosmog im Bereich von Hochspannungsleitungen eine wichtige Rolle spielt.

Da die betroffenen Personen bezüglich der Werte für Spannung und Strom unmittelbar keinen Einfluß nehmen können, gilt als grundsätzliche Abhilfe ein möglichst großer Abstand zu Hochspannungsleitungen, zumindest jedoch eine möglichst kurze Expositionsdauer im Nahbereich. Ist der regelmäßige oder zeitweise Aufenthalt in Gebäuden erforderlich, die in der Nähe von Hochspannungsleitungen stehen, dann kann durch Abschirmung in den Gebäuden die Einwirkung störender Felder reduziert werden. Dabei ist allerdings zu berücksichtigen, daß eine Abschirmung magnetischer Felder bekanntlich kaum oder nur mit extrem großen Aufwand wirkungsvoll möglich ist.

Wegen der aufgezeigten Aspekte des Elektrosmogs ist verständlicherweise weder ein Eigenheim noch ein Kleingarten im Bereich von Hochspannungsleitungen vertretbar.

Praxis-Tip

■ Möglichst großen Abstand zu Hochspannungsleitungen und Trafostationen halten
■ Bei Gebäuden im Nahbereich von Hochspannungsleitungen Abschirmung verwenden
■ Expositionsdauer im Nahbereich von Hochspannungsleitungen und Trafostationen so gering wie möglich halten

3.8 Störquelle Netzspannung 230V/50 Hz

In jedem Haushalt wird elektrische Energie durch ein entsprechend installiertes Netz in jeden Raum verteilt und steht an mehreren Steckdosen oder sonstigen Anschlüssen zur Verfügung. Es handelt sich um die Netzspannung von 230 V mit der Frequenz 50 Hz.

Im Regelfall sind die Netzleitungen unter Putz verlegt, so daß der Verlauf nicht erkennbar ist. Gemäß den für die Installation verbindlichen Bestimmungen des VDE (Verband Deutscher Elektrotechniker) sind allerdings nur senkrechte und waagerechte Leitungsführung zulässig. Für die waagerechte Führung gilt dabei bis auf Ausnahmen nur der Bereich von ca. 30 cm oberhalb des Fußbodens und unterhalb der Decke. Von Steckdosen und Schalter verlaufen daher die Leitungen deshalb eigentlich immer erst einmal senkrecht.

Neben den fest installierten Netzleitungen sind allerdings auch die flexiblen Verbindungsleitungen zu den angeschlossenen elektrischen Verbrauchern zu berücksichtigen. Denn in beiden Fällen bewirkt die Spannung ein elektrisches Wechselfeld definierter Größe, das unmittelbar durch den Spannungswert bestimmt ist. Werden nun an das Netz angeschlossene Geräte eingeschaltet, dann fließen in den Leitungen abhängig von der Leistungsaufnahme der Geräte Wechselströme, die entsprechende magnetische Wechselfelder mit der Frequenz 50 Hz hervorrufen. Dabei gilt die einfache Regel, daß mit zunehmendem Leistungsbedarf der Geräte auch stärkere Magnetfelder auftreten.

Ein vollständiger Schutz gegen magnetische Wechselfelder mit Netzfrequenz wäre nur durch Verzicht auf jede Gerätenutzung möglich. Dies ist mit Sicherheit eine unrealistische Vorstellung. Es kann deshalb nur ange-

3

3

strebt werden, die magnetischen Störfelder möglichst klein zu halten, wobei bekanntlich eine wirkungsvolle Abschirmung mit vertretbarem Aufwand nicht möglich ist. Da die Wirkungen unmittelbar mit der Leistungsaufnahme bzw. dem Strom zusammenhängen, sind folgende Maßnahmen empfehlenswert:

- Verwendung von Geräten mit möglichst großem Wirkungsgrad, damit die vorgesehene Funktion nur wenig elektrische Leistung erfordert und damit auch der Strom entsprechend klein wird
- Abschaltung der Geräte, sobald diese nicht mehr genutzt werden

Ein typisches Beispiel ist die bei verschiedenen Geräten (z.B. Fernsehgeräten) vorhandene Stand-by-Funktion, welche die unmittelbare Betriebsbereitschaft bei Ansteuerung über die Fernbedienung ermöglicht. Dabei ist ständig eine geringe Leistungsaufnahme gegeben, also auch ein Strom und das störende Wechselfeld.

Bei den in Geräten verwendeten Netzschaltern wird im Regelfall die einpolige Variante verwendet. Dabei sollte berücksichtigt werden, daß bei der Netzspannung Phase und Null-Leiter auftreten, wobei mit Hilfe eines Phasenprüfers an jeder Steckdose einfach festgestellt werden kann, welcher Anschluß die Phase, also der eigentlich spannungsführende Weg ist.

Der Netzschalter eines Gerätes sollte stets die Phase schalten, da bei geschaltetem Null-Leiter abhängig von der Elektroinstallation dennoch Ströme fließen können. Dies ist dann möglich, wenn zwischen dem Null-Leiter und dem Schutzkontakt der Steckdosen eine Verbindung besteht und der Schutzkontakt als Erdung an Heizungs- und Wasserleitungen angeschlossen ist. Ob dies im Einzelfall vorliegt, kann der Fachmann leicht feststellen.

Soweit Netzschalter neu installiert werden, sollte möglichst eine zweipolige Variante zum Einsatz kommen, die dann Phase und Null-Leiter unabhängig von der Position des Netzsteckers in der Steckdose unterbricht und damit für eindeutige Zustände sorgt (*Abb. 3.6*).

Soll das Störpotential durch die Netzspannung verhindert werden, dann reicht es nicht aus, alle Verbraucher auszuschalten, weil dann zwar kein Strom mehr fließt, die Spannung bis zum jeweiligen Schalter jedoch nach wie vor anliegt. Abhilfe bringt hierfür die Abschaltung bereits an der häuslichen Netzverteilung, also im Sicherungskasten. Dazu müßten jedoch die einzelnen Stromkreise so aufgeteilt sein oder ggf. nachträglich so umgerüstet werden, daß nach Wunsch jeder Raum der Wohnung durch Betätigung der Sicherungsautomaten völlig spannungsfrei geschaltet werden kann.

Die Nutzung der Hauptsicherung der Wohnung ist für diese Schaltung nicht geeignet, weil einige Geräte im Haushalt funktionsbedingt stets mit Netzspannung versorgt sein müssen. Dazu zählen Kühlschränke, Gefriergeräte, elektrische Uhren für Netzspannung, Basisstationen schnurloser Telefone und vergleichbare Geräte. Für diese müßte ein separater Stromkreis zur Verfügung stehen.

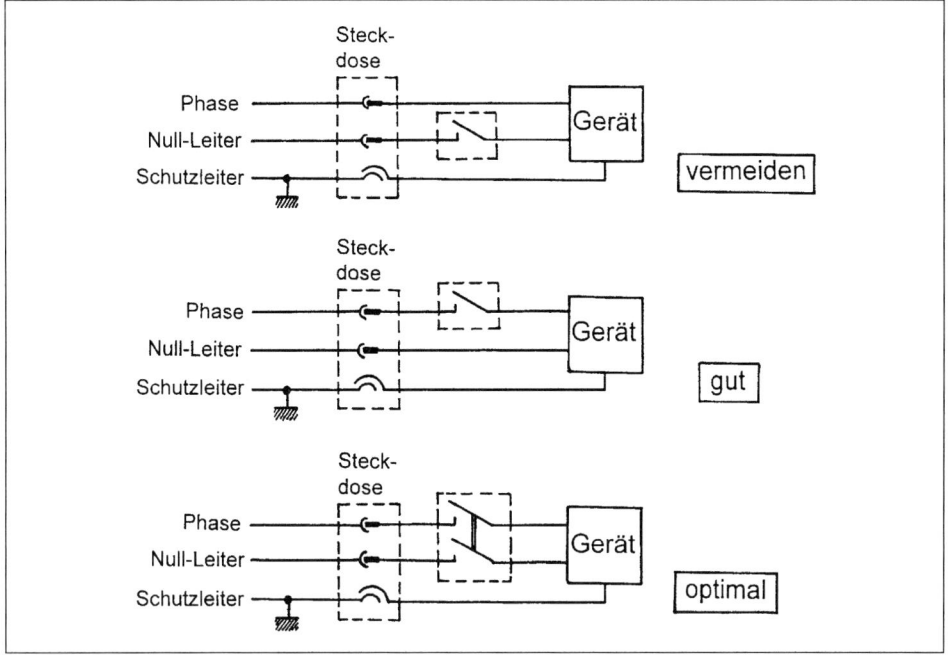

Bild 3.6   Schalter für Netzspannung

Die manuelle Abschaltung von Stromkreisen ist verständlicherweise wenig komfortabel. Es bietet sich deshalb an, den Schaltvorgang unmittelbar vom aufgenommenen Strom der Geräte abhängig zu machen, die von einem Stromkreis versorgt werden. Sobald alle Geräte abgeschaltet sind, wird der aufgenommene Strom zu Null und die Netzspannung in der Verteilung abgeschaltet. Sobald für eines der Geräte wieder die Einschaltung erfolgt, ergibt sich automatisch auch wieder die Bereitstellung der Netzspannung. Die aufgezeigte Funktion ist durch eine relativ preiswerte Baugruppe realisierbar, die üblicherweise als Netzfreischalter bezeichnet wird. Sie verhindert somit elektrische Wechselfelder mit Netzfrequenz (50 Hz), sobald alle von dem betroffenen Stromkreis versorgten Geräte abgeschaltet sind.

Bei den bereits erwähnten Geräten, die wegen ihrer Funktion ständig Netzspannung benötigen, ist eine Reduzierung der Störproblematik auch möglich und zwar durch Verwendung abgeschirmter Netzleitungen, Schalter, Verteiler und sonstiger Komponenten. Abhängig vom dafür verwendeten Material und dessen Dimensionierung sind damit die elektrischen Wechselfelder fast vollständig und die durch den Strom bedingten magnetischen Wechselfelder in einem begrenzten Umfang unterdrückbar. Eine solche Lösung erfordert allerdings im Regelfall die Umrüstung der bestehenden Anlage und verursacht deshalb entsprechende Kosten.

Können Netzfreischalter und/oder Abschirmung aus bestimmten Gründen nicht verwen-

3

det werden, dann sollten zumindest ausreichende Abstände zu flexiblen und fest verlegten Netzleitungen das Ziel sein. Besonders gilt dies an den Stellen bzw. in den Räumen, wo sich Personen üblicherweise längere Zeit aufhalten. Typische Beispiele sind das Sofa vor dem Fernseher und das Bett im Schlafzimmer. Die Position der Möbel sollte deshalb dort so gewählt werden, daß die flexiblen und fest verlegten Netzleitungen in größtmöglicher Entfernung verlaufen, weil dann bei der Langzeitexpositon nur noch minimale Feldstärkewerte wirksam sind.

Praxis-Tip

■ Geräte vollständig abschalten, sobald sie nicht mehr benötigt werden
■ Stand-by-Schaltungen nicht nutzen
■ Netzzuführung so wählen, daß die Phase geschaltet wird. Wenn realisierbar, Phase und Null-Leiter schalten
■ Netzfreischalter verwenden
■ Netzleitungen, zumindest die für ständig zu versorgende Geräte, abschirmen
■ Möglichst großen Abstand zu spannungsführenden oder spannungs- und stromführenden Netzleitungen (fest installiert und flexibel) halten.
■ Möglichst kurze Expositionsdauer anstreben

3.9 Störquelle Mikrowellenherd

Bei Mikrowellenherden wird gezielt die thermische Wirkung elektromagnetischer Felder genutzt. Es handelt sich bei diesen Haushalts-

geräten im Prinzip um Sender, die mit einer Frequenz von ca. 2,6 GHz arbeiten, wobei die Abstrahlung des elektromagnetischen Feldes mit einer geeigneten Antenne in einen abgeschirmten Raum erfolgt.

Die elektromagnetische Energie führt nun dazu, in dem abgeschirmten Raum eingebrachte Lebensmittel unmittelbar zu erwärmen. Dabei werden auf deren Zellen Kräfte des Wechselfeldes wirksam, so daß entsprechende Verlustwärme durch Reibung entsteht. Die Erwärmung der Lebensmittel erfolgt von innen heraus, weshalb im Regelfall kaum extra Flüssigkeit für den Kochvorgang erforderlich ist.

Die Handhabung von Mikrowellenherden ist recht einfach. Es sind lediglich folgende Maßnahmen erforderlich:

● Tür/Klappe öffnen
● Lebensmittel auf einer nichtmetallischen Unterlage (z.B. Teller) bzw. in einem nichtmetallischen Behältnis (z.B. Tasse) einstellen
● Tür/Klappe schließen
● Strahlungsleistung einstellen
● Der typische Wertebereich liegt zwischen 300 W und 1000 W
● Dauer der Strahlung an der Zeitschaltuhr einstellen
● Mikrowellenherd einschalten
● Dies erfolgt mit einer Taste, wobei nach Ablauf der gewählten Strahlungsdauer automatisch wieder die Abschaltung erfolgt

Bedingt durch das Funktionsprinzip des Mikrowellenherdes ist für stärkere Erwärmung auch größere Strahlungsleistung erforderlich. Die erforderliche Strahlungsdauer, also die Einwirkungszeit des elektromagnetischen Feldes auf die Lebensmittel, hängt unmittelbar von der zu erwärmenden Menge ab. Große Portionen erfordern längere Strahlungsdauer und umgekehrt.

Wegen der Erwärmung der Lebensmittel ist die Verwendung der Mikrowelle auch nicht vitaminschonender als die vergleichbare konventionelle Form des Kochens. Wenn die Strahlungsleistung und/oder Strahlungsdauer nicht richtig gewählt wurde, kann es beim Mikrowellenherd sogar dazu führen, daß Erreger nicht ausreichend abgetötet werden. Es sollten deshalb die Hinweise in der Bedienungsanleitung sorgfältig beachtet werden.

Aus Sicht des Elektrosmogs stellt sich beim Mikrowellenherd neben der Störproblematik der Netzanschlußleitung – im Betriebsfall treten niederfrequente elektrische und magnetische Felder mit der Netzfrequenz (50 Hz) auf – im wesentlichen die Frage nach der störenden Abstrahlung des hochfrequenten Wechselfeldes in den Raum um das Gerät. Um diese auf ein Minimum zu reduzieren, gehören bei Mikrowellenherden verschiedene konstruktive Maßnahmen zum Stand der Technik.

Grundsätzlich weist jeder Mikrowellenherd ein stabiles und dicht geschlossenes Metallgehäuse (üblicherweise aus Stahlblech) auf. Es gibt lediglich entsprechende Lüftungsgitter für die Luft zur Kühlung der im Gerät enthaltenen Senderöhre. Die kritische Komponente ist dagegen die Tür bzw. Klappe des

3

Mikrowellenherdes, auf die funktionsbedingt natürlich nicht verzichtet werden kann. Dabei ist aus Gründen der Zweckmäßigkeit für die Tür/Klappe die Verwendung von Glas üblich, um das Kochgut unmittelbar beobachten zu können.

Da Glas keine ausreichend wirksame Abschirmung ermöglicht, wird hinter dem Glas der Tür/Klappe ein gelochtes Blech als hochfrequente Abschirmung verwendet. Konstruktiv sind Glas und Lochblech in einem stabilen Stahlrahmen gehaltert und über entsprechende Scharniere mit dem Gehäuse des Mikrowellenherdes beweglich verbunden. Eine sehr wichtige Komponente stellt die hochfrequente Dichtung an Tür/Klappe und Gehäuse dar, die beim Schließen wirksam wird. Es handelt sich um Profilleisten aus feinem Metallgeflecht oder leitfähigem Kunststoff.

Die Dichtung stellt sicher, daß über diesem Weg nur kleinste Mengen hochfrequenter Energie austreten können. Vergleichbares gilt auch für das gelochte Blech in der Tür/Klappe, da der Durchmesser der Löcher gegenüber der Wellenlänge des Mikrowellensignals ausreichend klein ist und die Anordnung der Löcher zwar gute Sicht in den Mikrowellenherd ermöglicht, jedoch die notwendige Abschirmung bewirkt.

Um jeden nicht-thermischen Effekt zu vermeiden, sollte selbstverständlich stets nicht ständig bzw. zu häufig bei in Betrieb befindlichem Gerät das Kochgut im Innenraum des Mikrowellenherdes durch die Tür/Klappe betrachtet werden. Außerdem ist unbedingt darauf zu achten, daß die Dichtung zwischen

3

Tür/Klappe und Gehäuse sauber und damit leitfähig bleibt, damit keine Lecks entstehen. Bezüglich der Reinigung der Dichtung sollten allerdings stets die Vorgaben der Bedienungsanleitung des Gerätes beachtet werden.

Unter Berücksichtigung vorstehender Punkte stellt der Mikrowellenherd in der Praxis kein kritisches Elektrosmog-Problem dar. Durch in der Tür/Klappe integrierte Schutzschalter wird außerdem sichergestellt, daß der Mikrowellenherd erst dann in Betrieb gehen kann, wenn die Tür/Klappe vollständig geschlossen und entsprechend mechanisch verriegelt ist. Dadurch wird mit Sicherheit das Risiko der Mikrowellenabstrahlung in den umgebenden Raum bei geöffneter Tür/Klappe des Mikrowellenherdes behoben.

Bei Bedenken bezüglich der Störabstrahlung sollte außerhalb des Mikrowellenherdes in regelmäßigen Zeitabständen die Feldstärke gemessen werden. Durch Vergleich mit den vorhergehenden Messungen können Leckstellen schnell erkannt und ebenso beseitigt werden.

Praxis-Tip

■ Stets nur kurz durch die Tür/Klappe schauen, wenn der Mikrowellenherd in Betrieb ist
■ Tür/Klappen-Dichtung regelmäßig reinigen, um die hochfrequente Leitfähigkeit zu erhalten
■ Außerhalb des Mikrowellenherdes in regelmäßigen Zeitabständen Feldstärke messen bzw. messen lassen

3.10 Störquelle Radiowecker

Radiowecker stellen im Prinzip eine Kombination aus Empfänger (meist für UKW ausgelegt) und Uhr mit Weckeinrichtung dar. Dabei kann die Uhr Digitalanzeige und/oder Analoganzeige aufweisen. Wird die eingestellte Weckzeit erreicht, dann schaltet sich entweder das Radio mit dem eingestellten Programm ein oder es ertönt ein Summer oder eine Klingel, häufig auch mit stufig ansteigender Lautstärke.

Bei Radioweckern, für deren Betrieb Netzspannung erforderlich ist, fließt wegen des Uhrenbetriebes stets Strom und ruft damit ein magnetisches Wechselfeld hervor. Bedingt durch die den Strom hervorrufende Netzspannung wirkt zusätzlich auch noch ein elektrisches Wechselfeld mit der Netzfrequenz (50 Hz).

Wird ein Radiowecker im Schlafzimmer verwendet, dann befindet er sich typischerweise am Bett in Kopfnähe. Dadurch wirken die störenden Felder unmittelbar auf empfindliche Körperteile. Es treten zwar keine thermischen Wirkungen auf, allerdings können nicht-thermische Wirkungen nicht grundsätzlich ausgeschlossen werden. Soll nicht auf den Radiowecker verzichtet werden, dann kann als einfachste Vorbeugungsmaßnahme durch Änderung des Aufstellungsortes im Zimmer der Abstand vom Betrachter zum Gerät so groß gemacht werden, daß noch eine sinnvolle Nutzung des Radioweckers möglich ist.

Es können auch Radiowecker verwendet werden, die für Batteriebetrieb ausgelegt sind.

Dabei entfällt verständlicherweise die Problematik der Wechselfelder mit Netzfrequenz. Da Batterien stets eine begrenzte Lebensdauer haben, ist bei den meisten Geräten der Anschluß für eine externe Spannungsquelle vorgesehen. Es kommen deshalb meistens sog. Steckernetzteile zum Einsatz. Dabei handelt es sich um kleine handliche Baugruppen, die aus der Netzspannung die erforderliche Gleichspannung (üblicherweise zwischen 9 V und 12 V) bilden. Diese wird dann über eine flexible Leitungsverbindung dem Radiowecker zugeführt.

Das Steckernetzteil wird direkt in die Steckdose eingesteckt und beinhaltet im Regelfall einen Transformator (um die Netzspannung auf die gewünschte Versorgungsspannung herabzusetzen) und einen Gleichrichter (weil der Radiowecker diesen für den Betrieb benötigt). Während die Leitung zum Gerät ein relativ kleines Gleichfeld bewirkt, ergibt sich durch den Transformator im Steckernetzteil ein konzentriertes Wechselfeld mit der Frequenz 50 Hz. Die Steckdose sollte deshalb möglichst weit von der Kopfposition entfernt sein.

Unabhängig von der Stromversorgung des Radioweckers kann das Gerät auch unmittelbar Störfelder produzieren. So weist es wie jeder normale Empfänger funktionsbedingt einen Oszillator auf, der ein hochfrequentes Signal nahe dem Empfangsbereich produziert, wobei dieses in der Praxis auch zu einem gewissen Teil in die Umgebung abgestrahlt wird. Vergleichbares kann auch für das Signal der Taktfrequenz auftreten, welches bei der Verwendung digitaler Anzeigen stets gegeben ist.

Es zeigt sich also, daß besonders die Position des Radioweckers im Raum eine wichtige Rolle spielt, weil Störfelder stets über längere Zeit (d.h. während der gesamten Nachtzeit) auf den Menschen einwirken können. Deshalb ist der größtmögliche Abstand die beste Abhilfe, es sei denn, es wird vollständig auf den Komfort des Radioweckers verzichtet und auf den mechanischen Wecker zurückgegriffen.

3

Praxis-Tip
- Möglichst großen Abstand zwischen Kopfbereich und Radiowecker anstreben
- Bei Versorgung des Radioweckers über Steckernetzteil möglichst große Entfernung zur Steckdose anstreben
- Radiowecker wenn möglich mit Batterie betreiben

3.11 Störquelle Heizkissen/Heizdecken

Bei Heizkissen/Heizdecken wird elektrische Energie unmittelbar in Wärme umgesetzt. Der Unterschied zwischen Heizkissen und Heizdecken ist dabei lediglich durch die Größe gegeben. In beiden Fällen handelt es sich um einen elektrischen Heizleiter, der gut isoliert schlangenförmig in einem dünnen Kissen bzw. einer dünnen Decke untergebracht ist. In vielen Fällen kann dabei die Heizleistung stufenlos oder in mehreren Stufen verändert werden.

Das grundsätzliche Problem bei Heizkissen/Heizdecken besteht darin, daß bei der Nut-

3

zung fast unmittelbarer Körperkontakt gegeben ist. Funktionsbedingt treten wegen der Netzspannung elektrische Felder auf, während der Strom entsprechende magnetische Felder hervorruft. Die elektrische Leistung ist bei Heizkissen/Heizdecken zwar gegenüber elektrischen Herden erheblich kleiner, trotzdem sind Ströme von 1 A bis 2 A durchaus typische Werte. Dies bedingt allerdings bereits entsprechend große magnetische Feldstärken.

Bei Heizkissen/Heizdecken ist also Elektrosmog durch niederfrequente Felder körpernah gegeben. Der totale Verzicht auf solche technischen Hilfsmittel würde natürlich die mögliche Störproblematik vollständig beheben. Werden jedoch Heizkissen/Heizdecken eingesetzt, dann sind folgende Maßnahmen hilfreich, um die Belastungen durch den Elektrosmog zu verringern:

● Heizkissen/Heizdecken nur solange benutzen, wie es unbedingt erforderlich ist. Auf diese Weise wird die Einwirkungszeit der Störfelder minimiert

● Für die vorgesehene Wirkung kleinstmögliche Leistungsstufe bei Heizkissen/Heizdecken wählen. Dadurch ergibt sich ein entsprechend kleiner Strom und damit auch ein minimales magnetisches Feld

● Die flexible Netzleitung des Heizkissen/der Heizdecke möglichst nicht in Kopfnähe verlegen

Bezüglich Elektrosmog ist also die Verwendung von Heizkissen/Heizdecken über Nacht nicht anzuraten. Es sollte deshalb stets untersucht werden, ob es bereits ausreicht,

das Heizkissen/die Heizdecke vorher einzuschalten, um eine Vorwärmung zu erreichen. Dadurch kann die aktive Einwirkung der Wechselfelder auf den menschlichen Körper ggf. bedeutsam reduziert werden.

Praxis-Tip

■ Einschaltzeiten möglichst kurz halten
■ Kleinste mögliche Leistungsstufe verwenden
■ Vorwärmung nutzen

3.12 Störquelle Kühlgeräte/Gefriergeräte

Kühlschrank und Gefriertruhe gehören inzwischen zur Standardausstattung vieler Haushalte. In beiden Fällen soll das eingelagerte Gut auf einer definierten, gegenüber der Umgebung niedrigeren Temperatur gehalten werden. Beim Kühlschrank handelt es sich um den einstellbaren Bereich 0°...10 °C, während Tiefkühltruhen mindestens -18 °C Kälte produzieren sollen, was eine längerfristige Haltbarkeit der Lebensmittel ermöglicht.

Alle modernen Kühlgeräte/Gefriergeräte arbeiten nach dem Kompressor-Prinzip. In einem geschlossenen Kreislauf wird eine chemische Flüssigkeit (z.B. Frigen) als Kühlmittel verwendet. Es entzieht im Kühlraum/Gefrierraum der Geräte dem eingelagerten Gut die Wärme und verdampft dabei, geht also in gasförmigen Zustand über. Damit dieser Dampf wieder in den flüssigen Zustand kon-

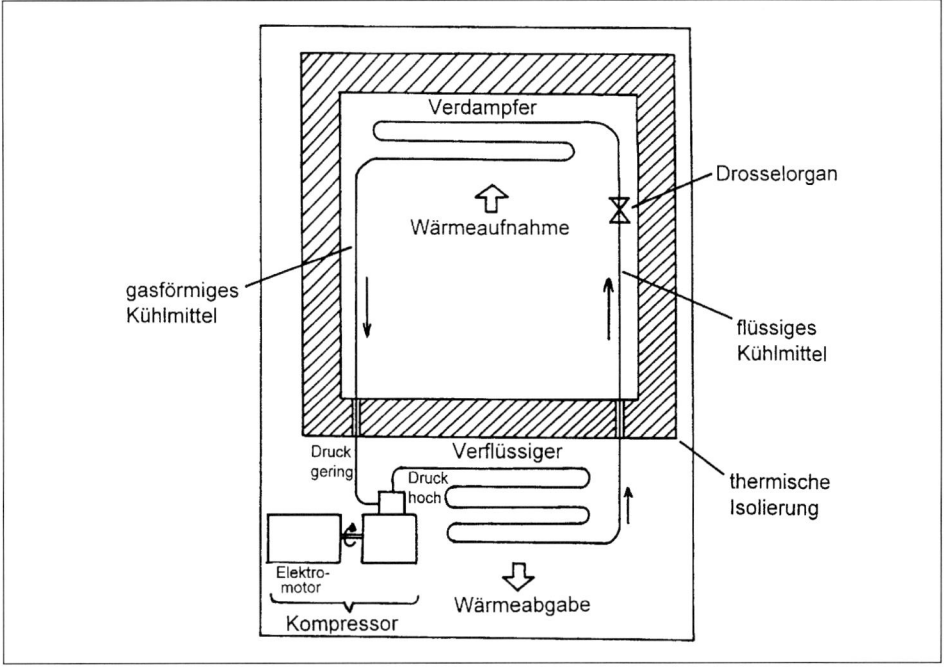

Bild 3.7   Kühlverfahren mit Kompressor (Funktionsprinzip)

densieren kann (Beispiel: Wasserdampf schlägt sich auf kalter Fensterscheibe als feine Wassertropfen nieder), muß aus physikalischen Gründen der Dampf auf einen höheren Druck gebracht werden. Diese Aufgabe erfüllt eine als Kompressor bezeichnete Baugruppe (*Abb. 3.7*). Bei dieser kommt nun elektrische Energie für einen Elektromotor, den der Kompressor funktionsbedingt benötigt, zum Einsatz, ebenso natürlich auch für die Beleuchtung des Innenraums.

Der Kompressor ist eine mechanische Baugruppe, bei der ein oder mehrere Kolben in mit Ventilen ausgestatteten Zylinder bewegt werden, um die erforderliche Druckerhöhung des verdampften Kühlmittels zu bewirken. Der Antrieb für die Kolbenbewegung erfolgt durch einen Elektromotor, dessen Leistungsaufnahme im Bereich zwischen 50 W und 300 W liegt. Der Kompressor (und damit auch der Elektromotor) läuft nicht ständig, sondern nur bedarfsabhängig. Dies bestimmt sich aus der Menge des Kühlgutes/Gefriergutes und der Temperatur, mit der es eingelagert wird. Ein Thermostat im Innenraum des Kühlgerätes/Gefriergerätes sorgt für die zeitgerechte Ein- und Ausschaltung des Kompressors. Erreicht die Temperatur im Innenraum einen oberen Grenzwert, dann wird der Kompressor eingeschaltet. Dies ruft nun den Wärmeentzug beim Kühlgut/Gefriergut hervor. Stellt dann der Thermostat einen unteren Grenzwert der Temperatur fest, dann erfolgt die automatische Abschaltung des Kompressors.

3

Solange der Kompressor läuft, ist auch der Elektromotor in Betrieb. Dabei tritt dann ein ausgeprägtes magnetisches Wechselfeld mit Netzfrequenz (50 Hz) auf, da jeder Elektromotor funktionsbedingt verschiedene als Wicklungen aufgebaute Spulen enthält, bei denen sich gegenüber dem magnetischen Feld um einen einzelnen Leiter Feldverstärkungen ergeben. Da der Kompressor im Regelfall auf der Rückseite des Gerätes angebracht ist, sind auf der Frontseite die Feldstärkewerte bereits entsprechend kleiner. Aus Sicht des Elektrosmogs liegt dennoch eine Störproblematik vor und zwar rund um die Uhr. Den Betrieb des Kompressors kann man meistens an einem leisen Brummton erkennen. In dieser Zeit sollte der Aufenthalt in unmittelbarer Nähe des Kühlgerätes/Gefriergerätes auf das unbedingt erforderliche Maß reduziert werden.

Unabhängig von der Laufzeit des Kompressors liegt natürlich stets die Netzspannung am Gerät an und ruft deshalb das entsprechende elektrische Feld hervor. Es ist aus diesem Grund auf eine Leitungsführung zu achten, die möglichst hinter den Geräten erfolgt, weil dann bedingt durch den Abstand die mögliche Störwirkung des Feldes geringer ist.

Soll auf den unbestreitbaren Vorteil von Kühlgeräten/Gefriergeräten nicht verzichtet werden, dann kann durch Geräteauswahl und Aufstellungsort den Wirkungen des Elektrosmogs vorgebeugt werden. Weisen nämlich die Geräte eine möglichst gute thermische Isolierung auf, dann tritt auch der Kompressor viel seltener in Aktion. Dies führt nicht nur zu geringeren Betriebskosten sondern auch zu weniger Elektrosmog.

Durch die Wahl des Aufstellungsortes der Geräte kann die Störproblematik in einem gewissen Umfang entschärft werden. Der Kühlschrank sollte in der Küche so positioniert werden, daß man sich bei dem normalen Aufenthalt in der Küche nicht ständig in unmittelbarer Nähe zu diesem Gerät befindet. Für Gefriertruhen bietet sich besonders der Keller als guter Stellplatz an. Hier sollte die Position so gewählt werden, daß bei guter Erreichbarkeit der Elektrosmog vernachlässigbar ist.

Praxis-Tip

- Möglichst kurzer Aufenthalt in unmittelbarer Nähe von Kühlgeräten/Gefriergeräten, besonders wenn der Kompressor in Betrieb ist
- Geräte mit möglichst guter thermischer Isolierung verwenden
- Aufstellungsorte der Geräte so wählen, daß regelmäßiger Aufenthalt in unmittelbarer Nähe nicht erforderlich ist

3.13 Störquelle Geräte mit Elektroantrieb

Der moderne Haushalt ist inzwischen mit einer Vielfalt von Geräten ausgestattet, die einen elektrischen Antrieb aufweisen. Die meisten erfordern Netzspannungsanschluß, verschiedene Geräte sind aber auch ausschließlich für Batteriebetrieb ausgelegt.

Als grobe Unterteilung kann zwischen Küchengeräten, Haushaltsgeräten und Werkzeugen unterschieden werden. Die Vielfalt wird aus nachfolgender Auflistung ersichtlich, die nicht den Anspruch erhebt, vollständig zu sein.

- **Küchengeräte**
  Handrührgerät (Mixer), Elektromesser, Kaffeemühle, Entsafter, Allesschneider, Ablufthaube, Standmixer, Schnellzerkleinerer, Geschirrspülmaschine, Universal-Küchenmaschine, ...
- **Haushaltsgeräte**
  Staubsauger, Föhn, Waschmaschine, Wäschetrockner, Bügelmaschine, Wäscheschleudern, Haartrockenhaube, Nähmaschine, ...
- **Werkzeuge**
  Bohrmaschine, Stichsäge, Kreissäge, Schwingschleifer, Exzenterschleifer, Bandschleifer, Oberfräse, Dreieckschleifer, Bohrhammer, Winkelschleifer, Elektrohobel, Elektro-Fuchsschwanz, Kappsäge, Gehrungssäge, Bandsäge, Fräsmaschine, Drehmaschine (Drehbank), Elektrotacker, Heißluftgebläse, Kompressor, ...

Das besondere Merkmal dieser Geräte ist stets ein Elektromotor, der die elektrische Energie in mechanische Drehbewegungen umsetzt. Die erforderliche elektrische Leistung ist von der Funktionsweise des Gerätes abhängig, der typische Bereich liegt bei netzbetriebenen Geräten zwischen 100 W und 2.000 W.

Elektromotore arbeiten nach dem umgekehrten Prinzip der Induktion. Dabei wird nicht durch die Bewegung eines Leiters im Magnetfeld elektrische Spannung hervorgerufen, sondern die zugeführte Spannung bewirkt Magnetfelder und zwar in einem feststehenden Teil (dem Stator) sowie einem

drehbar angeordneten Teil (dem Rotor). Die Bewegung des Rotors ergibt sich durch die beiden Pole (Nordpol, Südpol) der Kraftfelder. Es gilt folgende physikalische Grunderkenntnis:

Gleichnamige magnetische Pole stoßen sich ab.
Ungleichnamige magnetische Pole ziehen sich an.

Für die magnetischen Pole werden bei Motoren keine Dauermagnete verwendet sondern stromdurchflossene Spulen. Dabei handelt es sich um Leiter, die mindestens eine Windung bilden, üblicherweise sind jedoch mehrere Windungen nebeneinander und meist auch noch in mehreren Lagen übereinander angeordnet. Es gilt dabei:

Je größer die Windungszahl einer Spule ist, desto stärker wird auch das Magnetfeld.

Damit eine konstante Drehbewegung des Rotors auftreten kann, muß der Strom durch die Rotorspule jeweils dann umgepolt werden, wenn zwischen Rotor und Stator ungleiche Pole gegeben sind. Der Wechsel in der Stromrichtung führt wegen der dann gleichen Pole zu Abstoßung und somit zur Bewegung des Rotors. Vorstehende Maßnahme wird durch entsprechende Kontakte am Rotor bewirkt, über die mit Hilfe von Schleifkontakten der Strom zur Rotorspule gelangt. Es handelt sich dabei um den Stromwender, für den auch die Bezeichnung Kommutator üblich ist.

In *Abb. 3.8* ist das Funktionsprinzip des Elektromotors dargestellt. Dabei ist anzumerken,

Wie wirkt Elektrosmog auf den Menschen und welche Abhilfe gibt es?

3

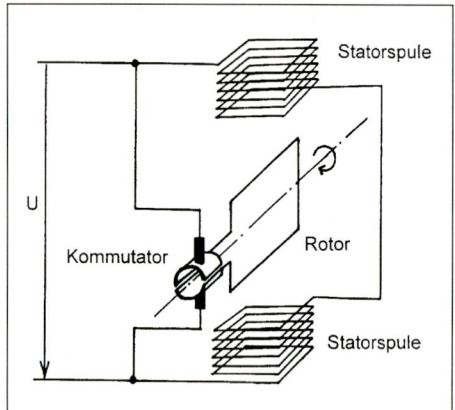

Bild 3.8 Funktionsprinzip des Elektromotors

daß in der Praxis stets mehrere Spulen für den Stator und Rotor verwendet werden, damit größere Leistungen und ruckelfreie Drehbewegungen möglich sind. Der Kommutator weist dann allerdings auch entsprechend mehr Segmente auf.

Konstruktionsbedingt treten also bei Elektromotoren auf Stator und Rotor konzentriert magnetische Wechselfelder auf. Die Stärke dieser Felder hängt unmittelbar von der Leistung des Motors ab. Da derartige Felder bekanntlich mit vertretbarem Aufwand nicht wirkungsvoll abschirmbar sind, muß bei Geräten mit Elektroantrieb im Betriebsfall Elektrosmog durch magnetische Wechselfeld mit Netzfrequenz (50 Hz) berücksichtigt werden. Kritisch ist dabei besonders der Nahbereich um das Gerät, da sich der Nutzer bei normaler Handhabung stets in diesem befindet.

Die Störproblematik kann deshalb nur durch möglichst großen Abstand zum Gerät (soweit es die Handhabung zuläßt) und möglichst geringe Nutzungsdauer klein gehalten werden.

Der Grenzfall wäre ein Ersatz elektrischer Geräte durch rein mechanische Varianten.

Da das auftretende magnetische Feld unmittelbar von der Leistung des Motors abhängt, sind bezüglich des Elektrosmogs Geräte mit möglichst kleinen Leistungen zu bevorzugen. Damit reduziert sich auch das magnetische Feld um die Netzleitung, weil der Strom kleinere Werte aufweist.

Neben den niederfrequenten Störfeldern können bei Elektromotoren auch hochfrequente Abstrahlungen auftreten. Diese sind dann bedingt durch den Kommutator, der bekanntlich aus einzelnen Segmenten besteht, die gegeneinander isoliert auf der Achse des Rotors kreisförmig angebracht sind. Die Stromzuführung erfolgt über Schleifkontakte (häufig auch als Kohlebürsten bezeichnet), die mit Hilfe einer Spiralfeder auf dem Kommutator gepreßt werden.

Bei der Drehbewegung des Rotors können zwischen den Schleifkontakten und den Segmenten des Kommutators Funken auftreten, sei es bedingt durch unzureichenden Anpreßdruck und/oder Verunreinigungen des Kommutators. Es handelt sich dabei um kurze Spannungsimpulse, die Frequenzanteile bis in den MHz-Bereich aufweisen. Diese Signale werden unmittelbar in den umgebenden Raum abgestrahlt und können, wie jedes andere hochfrequente Feld, sich störend bemerkbar machen. Lediglich bei Metallgehäusen ist eine wirksame Abschirmung möglich.

Diese Situation kann durch sorgfältige Pflege des Motors erheblich verbessert werden. Dazu gehören die regelmäßige Reinigung des

Kommutators, Wahl des optimalen Anpreß-drucks, aber auch Verwendung der richtigen Schleifkontakte. Wie beim magnetischen Feld kann auch hierbei wegen der Handhabung des Gerätes der Schutzabstand nicht beliebig groß gemacht werden.

Praxis-Tip
- Möglichst großen Abstand zum Gerät halten
- Möglichst geringe Nutzungs-dauer der Geräte anstreben
- Geräte mit geringer Leistungsaufnahme bevorzugen
- Geräte mit Metallgehäuse bevorzugen

3.14 Störquelle Elektroheizung und sonstige elektrische Geräte

Neben den Geräten mit Elektroantrieb gibt es in üblichen Haushalten auch noch zahlreiche andere elektrischen Geräte. Dabei können folgende Funktionen für die Nutzung der Elektrizität unterschieden werden: Wärme, Licht und Bewegung. Als Beispiele für solche Geräte gelten:

- **Wärme durch Elektrizität**
  Elektroheizung, Elektroherd, Elektro-kochplatte, Toaster, Friteuse, Schweißge-rät, Kaffeeautomat/Teeautomat, Waffel-automat, Bügeleisen, Eierkocher, ...
- **Licht durch Elektrizität**
  Halogenleuchten, Infrarotstrahler, UV-Strahler, Leuchtstoffröhren, Glühlam-pen, ...

- **Bewegung durch Elektrizität**
  Elektro-Rasierer, elektrische Zahnbürste, Spritzpistole, ...

3

Jede durch Elektrizität hervorgerufene Wär-mewirkung basiert darauf, daß der elektrische Strom durch einen Leiter fließt, der einen be-stimmten Widerstand aufweist und sich des-halb bedingt durch den Stromfluß erwärmt. Für starke Wärmewirkung ist ein großer Wert für den Strom erforderlich und umgekehrt. Damit verknüpft tritt stets das magnetische Feld auf, welches bekanntlich auch durch ein normales Metallgehäuse nur minimal abge-schirmt wird.

Form und Größe der zu erwärmenden Stellen kann bei Elektrowärme durch entsprechende Verlegung der Heizleiter recht genau festge-legt werden. Außerdem ist zu beachten, daß im Regelfall der Strom nicht ständig fließt, sondern bei Erreichen der gewünschten Tem-peratur (meistens einstellbar) durch einen Thermostaten abgeschaltet wird, wobei dann nach Absinken der Temperatur um einen fest-gelegten Wert die Wiedereinschaltung er-folgt. Auf diese Weise wird Überhitzung und damit Geräteschaden vermieden. Die Schalt-zustände sind bei den meisten Bügeleisen beispielsweise an einer entsprechenden Kon-trolleuchte erkennbar.

Die Häufigkeit der Einschaltung des Stroms hängt auch davon ab, welches und wieviel wärmespeicherndes Material verwendet wird. So arbeiten viele Elektroheizkörper mit einer Ölfüllung, welche die Wärme lange speichert. Bei Elektroheizung im Fußboden oder in der Wand kann dies durch Verwen-dung entsprechender Werkstoffe im Putz nur

3

bedingt erreicht werden. Dafür sind jedoch auch größere Flächen mit Wärme versorgbar.

Aus dem Blickwinkel des Elektrosmogs sind bei allen Anlagen und Geräten die Elektrowärme liefern möglichst große Abstände und/oder kurze Einschaltzeiten von Vorteil. Natürlich stört auch hier kleinere Leistung und damit geringerer Strom weniger.

Die Wandlung elektrischer Energie in Licht bedeutet eigentlich die Umsetzung aus der Netzfrequenz in eine wesentlich höhere Frequenz, denn Licht gehört auch zum Spektrum der elektromagnetischen Wellen. Diese Lichtabstrahlung bewirkt beim menschlichen Körper durchaus auch Erwärmung, abhängig von der Art des Lichtes und der Entfernung zur Quelle. Daneben können sich aber auch typische hochfrequente Abstrahlungen ergeben, die ggf. störende Effekte hervorrufen. Dies ist besonders bei Halogenleuchten und Leuchtstofflampen gegeben.

Viele Halogenleuchten werden nicht mit Netzspannung sondern mit einer Niederspannung von 12 V betrieben. Dies ermöglicht die offene und an Gestaltungsgesichtspunkten orientierte Verlegung der Leitungen zu den Lampen, sei es über gespannte Drahtseile oder feste Leiter aus Vollmaterial. Zuerst wird dabei mit Hilfe eines Transformators die Netzspannung 230 V auf Niederspannung 12 V umgesetzt.

Wird nun als Beispiel davon ausgegangen, daß 12 Lampen à 20 W zu versorgen sind, dann ergibt sich ein Leistungsbedarf von 12×20 W = 240 W. Auf der Netzseite führt dies zu einem Strom von etwas mehr als 1 A, weil die Leistung P das Produkt aus Spannung U und Strom I ist. Die genaue Berechnung ergibt:

$$P = U \times I$$
$$I = P/U$$
$$I = 240 \text{ W}/230 \text{ V}$$
$$I = 1{,}04 \text{ A}$$

Auf der Sekundärseite des Trafos (also der 12-V-Seite) muß natürlich dieselbe Leistung aufgebracht werden. Dafür steht jedoch gegenüber der Netzspannung nur ein wesentlich kleinerer Wert zur Verfügung. Deshalb tritt nun ein wesentlich größerer Strom auf. Es gilt:

$$I = P/U$$
$$I = 240 \text{ W}/12 \text{ V}$$
$$I = 20 \text{ A}$$

Der Strom ist also knapp 19fach größer als auf der Netzseite (*Abb. 3.9*). Da der Strom für das magnetische Feld verantwortlich ist, ergibt sich auch eine entsprechend größere Feldstärke.

Damit wird aber auch die störende Reichweite des Feldes erheblich größer. Deshalb ist bei Elektrosensibilität zu empfehlen, die Exposition in der Nähe solcher Niedervolt-Leitungen zu vermeiden, in jedem Fall aber auf den kürzest möglichen Zeitraum zu reduzieren.

Neben der Drehbewegung durch den Elektroantrieb wird Elektrizität aber auch verwendet, um andere Bewegungsvorgänge zu bewirken. Ein typisches Beispiel sind Elektro-Rasierer (soweit sie nicht mit Elektroantrieb ausgestattet sind). Bei diesen ist für das

3

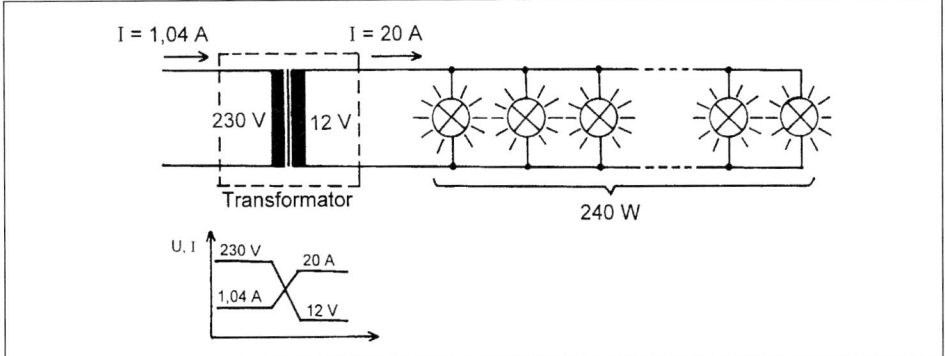

Bild 3.9   Niedervolt-Halogenleuchten

Schneidesystem eine regelmäßige Linearbewegung erforderlich.

Um diese zu bewirken, kommen Elektromagnete zum Einsatz, also mit einem Eisenkern versehene Spulen. Durch Speisung mit der Netzspannung ergibt sich ein Wechselfeld mit der Frequenz 50 Hz. Ein beweglich zwischen den Polen des Elektromagneten angebrachtes magnetisch leitfähiges Material (z.B. Eisen) wird dann im 50-Hz-Rhythmus zwischen den Polen hin und her bewegt und damit der gewünschte Bewegungsablauf hervorgerufen.

Da Elektromagnete mit Spulen arbeiten, tritt dort ein konzentriertes magnetisches Feld auf. Im Gegensatz zur Elektrowärme ist dies während der gesamten Nutzungsdauer des Gerätes vorhanden. Beim Rasierer wird es dann auch noch unmittelbar am Kopf wirksam, als einen für den Elektrosmog kritischen Bereich.

Außer dem Hinweis auf den Ersatz durch rein mechanische Verfahren, kann bei solchen Geräten lediglich eine möglichst kurze Nutzungsdauer empfohlen werden, da es kaum wesentliche Unterschiede in der Leistungsaufnahme bei gleichartigen Geräten gibt.

Praxis-Tip

■ Möglichst großen Abstand einhalten
■ Kurze Nutzungsdauer anstreben
■ Geräte mit kleinen Leistungen bevorzugen
■ Bei Elektrowärme auf wärmespeicherndes Material zur Reduzierung der Einschaltdauer achten

3.15 Störquelle Elektrostatische Aufladung

Wird ein normaler Taschenkamm an einem Woll- oder Kunststoffgewebe gerieben, dann ist es möglich, mit diesem Kamm kleine Papierschnipsel anzuziehen. Dieser spielerische Effekt hat durchaus einen wichtigen physikalischen Hintergrund.

49

3

Durch die Reibung tritt nämlich eine Ladungsübertragung auf, der üblicherweise neutrale Kamm wird positiv oder negativ aufgeladen (abhängig vom Reibungsmaterial). Dadurch ergibt sich gegenüber anderen Körpern eine elektrische Spannung, die zu einem elektrischen Gleichfeld führt, was die Bezeichnung elektrostatische Aufladung erklärt. Es treten also Kräfte auf, was auch die Anziehung der Papierschnipsel erklärt.

Die vorstehend beschriebene Reibungselektrizität tritt in der Praxis bei verschiedenen Materialkombinationen auf. So ergibt sich der Effekt auch bei der üblichen Kleidung, wobei besonders die Kunststoffanteile zur Aufladung beitragen. Der menschliche Körper erhält damit bei Bewegung eine Spannung gegenüber dem Erdboden.

Faßt man nun eine gut leitende Fläche (z.B. Metall) an, dann erfolgt ein Ladungsaus-

gleich, gekennzeichnet durch einen kurzen Stromimpuls. Dieser Kurzschlußstrom macht sich beim Menschen als kurzer elektrischer Schlag bemerkbar. Auch wenn dieser Effekt nicht gefährlich ist, so wirkt er doch unangenehm.

Die durch Reibung erzielbare Spannung kann durchaus über 1000 V betragen. Bei der Entladung fließt allerdings nur kurzzeitig (einige Millisekunden) ein Strom, da durch die Aufladung nur sehr wenig Energie gespeichert wird. Der Maximalwert des Stroms kann jedoch durchaus im Ampere-Bereich liegen (*Abb. 3.10*).

Wirksame Abhilfe gegen elektrostatische Aufladung ist nur bedingt möglich, da es sich um einen physikalischen Effekt handelt, der bei allen Bewegungen von Personen oder Gegenständen (z.B. Auto) auftreten kann. Die Aufladung des Körpers bzw. der Entladeef-

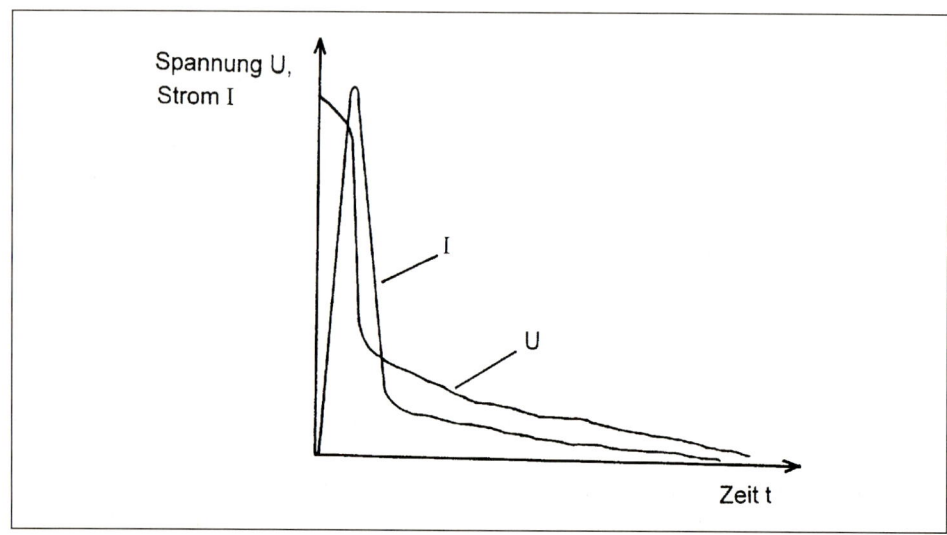

Bild 3.10 Entladevorgang bei Reibungselektrizität

fekt ist durch geeignete Kleidung und möglichst trockene Hände reduzierbar. Bei Stoffen mit geringem Anteil an Wolle oder Kunststoffmaterial ergibt sich im Normalfall nämlich weniger Reibungselektrizität, während durch möglichst geringe Feuchtigkeit der Hände die Leitfähigkeit für den elektrischen Strom sinkt.

Die Aufladung von Gegenständen ist zwar durch eine dauerhafte leitfähige Verbindung zur Erde – was deshalb als Erdung bezeichnet wird – grundsätzlich vermeidbar, jedoch läßt sich bei bewegten Gegenständen dies nur in Ausnahmefällen (z.B. bei Schienenfahrzeugen) zufriedenstellend verwirklichen. Die vor Jahren für Autos, die sich bekanntlich auf isolierenden Reifen bewegen, auf dem Zubehörmarkt angebotenen peitschenförmigen Schleifkontakte aus leitfähigem Material haben nicht die geweckten Erwartungen erfüllt, da die mit der Karosserie verbundene Peitsche zwar bei Stillstand bis zu mittleren Geschwindigkeiten mit der Straße Kontakt hat, der Übergangswiderstand ist jedoch im Regelfall für den gewünschten Ladungsausgleich zu groß.

Grundsätzlich sei noch angemerkt, daß durch Feuchtigkeit die Leitfähigkeit stets verbessert wird und deshalb dann die Entladung eher auftritt.

Nach den bisherigen Erkenntnissen sind die Wirkungen elektrostatischer Aufladungen im Sinne des Elektrosmogs im Prinzip unkritisch. Die Entladungen können jedoch minimale Schocks hervorrufen und deshalb nervlich belastend sein.

Praxis-Tip

- Kleidung mit möglichst wenig Wolle und Kunststoffmaterial bevorzugen
- Auf trockene Hände achten
- Trockenen Boden bevorzugen
- Gegenstände möglichst dauerhaft erden

3

3.16 Störproblematik bei elektronischen Körperhilfen

Die moderne Medizin ermöglicht es, durch den Einsatz der Elektronik körperliche Defekte auszugleichen, also durch elektronische Körperhilfen die Funktionsfähigkeit im erforderlichen Umfang wieder herzustellen. Die wichtigste elektronische Körperhilfe ist der Herzschrittmacher, aber auch implantierte Hörhilfen, Pumpen für Medikamente oder Steuerungen für Prothesen sind von Bedeutung.

Ein Herzschrittmacher stellt im Prinzip einen elektronischen Taktgeber mit integrierter Batterie dar, die eine lange Lebensdauer (über 10 Jahre) aufweist. Er stimuliert den Herzmuskel im erforderlichen Rhythmus, damit dieser richtig arbeitet. Herzschrittmacher sind die wichtigste elektronische Körperhilfe, weil Fehlfunktionen unmittelbar lebensbedrohend sein können.

Herzschrittmacher werden üblicherweise im oberen Teil der Brust kurz unter der Haut implantiert, wobei eine entsprechend dimensionierte Sonde zum Herzmuskel führt und dort die vom eigentlichen Gerät produzierten Si-

3

gnale in Stromstöße umsetzt und damit die gewünschte Aktion des Herzmuskels bewirkt.

Natürlich sind der eigentliche Herzschrittmacher und die Sonde abgeschirmt, jedoch ist diese Maßnahme bekanntlich für magnetische Wechselfelder nur begrenzt wirksam. Die Abschirmwirkung gilt allerdings auch nicht für beliebig große elektrische Wechselfelder, außerdem gilt eine ausgeprägte Frequenzabhängigkeit.

Aus vorstehenden Gründen ist bei Personen mit Herzschrittmachern bezüglich der Exposition in elektrischen und magnetischen Feldern entsprechende Vorsicht erforderlich. Als erste Maßnahme sollten die vom Hersteller des Herzschrittmachers vorgegebenen Grenzwerte für die elektrische und magnetische Feldstärke unbedingt berücksichtigt werden, wobei auch die Frequenzabhängigkeit zu beachten ist. Desweiteren sind natürlich auch die Anweisungen bzw. Hinweise des Arztes maßgebend.

Bezüglich der Erzeugung des Taktsignals gibt es bei Herzschrittmachern verschiedene Varianten, so daß abhängig von der Feldstärke auch unterschiedliche Störwirkungen möglich sind. Moderne Herzschrittmacher fallen nach Beendigung einer Störwirkung wieder in den ursprünglichen Betriebszustand zurück, während ältere Varianten in einem unkontrollierten Betriebszustand gelangen können.

Der Aufenthalt von Personen mit Herzschrittmachern sollte deshalb auch in eigentlich unkritischen Störfeldern so kurz wie möglich sein. Als ein Beispiel sei auf die Sicherheitsschleusen auf Flughäfen hingewiesen, die beim Durchgang vorhandenes Metall signalisieren, was auch für Herzschrittmacher gelten würde. Da diese Schleusen jedoch im Regelfall mit hochfrequenten Feldern arbeiten, sind Störbeeinflussungen nicht grundsätzlich auszuschließen. Ein anderes Beispiel ist der Mobilfunk, also die Nutzung von Handys. Das für die Funktion erforderliche elektromagnetische Feld tritt dabei in relativer Nähe zum Herzschrittmacher auf und kann somit Störungen bewirken. Träger von Herzschrittmachern sollten deshalb Mobilfunknutzung möglichst vermeiden.

Die vorstehenden Erkenntnisse gelten in entsprechender Weise natürlich auch für alle anderen elektronischen Körperhilfen.

Praxis-Tip

■ Grenzwerte der elektronischen Körperhilfe für die elektrische und magnetische Feldstärke beachten.
■ Vorgaben des Arztes berücksichtigen.
■ Exposition auch bei zulässigen Feldstärkewerten so kurz wie möglich halten.
■ Mobilfunknutzung möglichst vermeiden, wenn Herzschrittmacher implantiert sind.

Wie wirkt Elektrosmog bei technischen Systemen und welche Abhilfe gibt es?

4.1 Welche Probleme können auftreten?

Die Behandlung der Wirkungen des Elektrosmogs bei technischen Systemen ist grundsätzlich einfacher als beim Menschen, weil stets meßbare Kriterien gegeben sind.

Technische Systeme sind Baugruppen, Geräte und Anlagen, die jeweils eine vorgegebene Aufgabe erfüllen sollen. Jede Einwirkung elektrischer und/oder magnetischer Felder kann die bestimmungsgemäße Funktion des Systems beeinflussen. Im Gegensatz zum Menschen können bei technischen Systemen die Störeffekte unmittelbar festgestellt und durch Messungen konkret nachgewiesen werden. Dieser wesentliche Unterschied zum komplexen biologischen System des Menschen führt zu folgender Erkenntnis:

> Die Beeinflussung der bestimmungsgemäßen Funktion technischer Systeme durch elektrische und/oder magnetische Felder wird als elektromagnetische Verträglichkeit (EMV) bezeichnet.

An dieser Stelle sei angemerkt, daß ein technisches System (z.B. Kabelanlage) einerseits gestört werden kann, gleichzeitig aber auch als Störquelle wirkt. Es ist deshalb zwischen der elektromagnetischen Beeinflussung (EMB) und der elektromagnetischen Aussendung (EMA) zu unterscheiden. So rufen beispielsweise bei einer nicht ausreichend geschirmten Kabelanlage einerseits einstrahlende Funksignale Störungen bei den übertragenen Programmen vor, während andererseits auch die in der Kabelanlage verteilten Signale in einem begrenzten Umfang abgestrahlt werden und dadurch Funkdienste stören können.

Bei elektromagnetischen Feldern ist zu berücksichtigen, daß die Beeinflussung durch direkte Einstrahlung erfolgen kann oder über als Antennen wirkende Leitungen.

Elektrosmog kann bei technischen Systemen folgende Auswirkungen zeigen:

- Eine Störung der bestimmungsgemäßen Funktion ist nicht feststellbar
- Die bestimmungsgemäße Funktion weist Störungen auf
- Die bestimmungsgemäße Funktion ist nicht mehr gewährleistet

Es gibt also zwei Eckpunkte bezüglich des Elektrosmogs bei technischen Systemen. Der erste beschreibt den Übergang von der betrieblich einwandfreien Funktion des Systems hin zu feststellbaren Störeinflüssen,

4

während der zweite Eckpunkt den Übergang vom gestörten Betrieb zum völligen Ausfall der bestimmungsgemäßen Funktion charakterisiert.

Während beim biologischen System „Mensch" thermische und nicht-thermische Effekte zu berücksichtigen sind, die Expositionsdauer ein wichtiges Kriterium darstellt und besonders der Wirkungsmechanismus nicht-thermischer Effekte bei Langzeitexposition noch intensiver Untersuchungen bedarf, können bei technischen Systemen an der Funktionsweise orientierte und damit nachvollziehbare Grenzwerte festgelegt werden.

Auch wenn in den nachfolgenden Kapiteln hauptsächlich die elektromagnetische Beeinflussung (EMB) behandelt wird, so sei dennoch darauf hingewiesen, daß bei elektromagnetischen Aussendungen (EMA) neben den Auswirkungen auf technische Systeme auch den Menschen betreffender Elektrosmog auftreten kann.

Bei den technischen Systemen, die im normalen Umfeld des Bürgers von Interesse sind, handelt es sich im Regelfall um elektronische Baugruppen, Geräte und Anlagen, die niederfrequente und/oder hochfrequente Signale verarbeiten und funktionsabhängig folgende Arten der Information betreffen können:

● Audio (d.h. mit dem menschlichen Ohr wahrnehmbar)
● Video (d.h. mit dem menschlichen Auge wahrnehmbar)
● Daten (d.h. für weitere Bearbeitung/ Verarbeitung vorgesehene Signale)

Die Ursache des Elektrosmogs basiert auch bei technischen Systemen auf der Influenz und der Induktion, also auf der Erzeugung von Störsignalen durch elektrische Felder oder magnetische Felder. Im Gegensatz zum Menschen als biologisches System sind bei technischen Systemen die Wirkungen solcher Störsignale schneller und eindeutiger feststellbar. Es ist jedoch eine entsprechende Meßtechnik erforderlich, da Geräte, Anlagen oder Systeme komplex aufgebaut sein können. Verständlicherweise sind bei technischen Systemen keine Unterscheidungen bezüglich der Expositionsdauer erforderlich, da Störwirkungen sofort auftreten, wenn entsprechende Störfelder vorliegen.

Die Funktionsstörungen durch Elektrosmog können sich bei technischen Systemen sehr unterschiedlich auswirken. Bei Audiosignalen und/oder Videosignalen sind die Wirkungen unmittelbar feststellbar. Sie können zwischen geringfügiger Reduzierung der Signalqualität bis hin zu teilweisem oder ständigem Ausfall des Signals liegen. Bei Daten sind die Auswirkungen im Regelfall kritischer, weil hier bereits die Störung bei einem Bit starke Fehler hervorrufen kann.

Um die verschiedenen Möglichkeiten der Maßnahmen gegen die Störbeeinflussung durch Elektrosmog überschaubar darstellen zu können ist es hilfreich, ein Funktionsmodell für die Wirkungen zu verwenden. Es besteht aus der Störquelle, dem Störweg und der Störsenke (*Abb. 4.1*). Die Störquelle ist das technische System, von dem die unerwünschten Signale ausgehen. Sie werden auf unterschiedlichem Wege in die Umgebung übertragen, weshalb hierfür die Bezeichnung

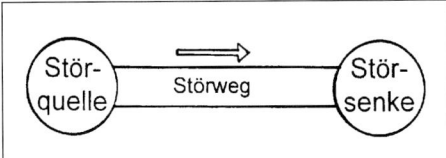

Abb. 4.1 Funktionsmodell für Elektrosmog-Wirkungen

Störweg gilt. Das von dem Störsignal betroffene technische System wird als Störsenke bezeichnet.

An dieser Stelle sei allerdings noch einmal darauf hingewiesen, daß ein technisches System gleichzeitig Störquelle und Störsenke sein kann, also einerseits Wirkungen des Elektrosmogs erfährt, andererseits jedoch auch selber Elektrosmog hervorruft. Die einwirkenden und ausgesendeten Störsignale sind dabei im Regelfall bezüglich der Frequenz und Feldstärke (Art und Werte) unterschiedlich.

Es gibt folgende grundsätzliche Möglichkeiten, die Störwirkungen zu reduzieren:

- **Störemission der Störquelle reduzieren**
  Durch geeignete Maßnahmen sollte stets versucht werden, daß die von der Störquelle ausgehende Störwirkung möglichst klein ist.
- **Störsignal auf dem Störweg dämpfen**
  Durch geeignete Maßnahmen sollte stets versucht werden, das von der Störquelle bewirkte Störsignal auf dem Störweg so zu beeinflussen, daß sich an der Störsenke ein möglichst kleiner Wert ergibt.
- **Störsignal auf dem Störweg ableiten oder umleiten**
  Durch geeignete Maßnahmen sollte stets versucht werden, das von der Störquelle bewirkte Störsignal auf dem Störweg so zu beeinflussen, daß es überhaupt nicht zur Störsenke gelangt.
- **Störfestigkeit der Störsenke erhöhen**
  Durch geeignete Maßnahmen sollte stets versucht werden, die Empfindlichkeit der Störsenke so weit es möglich ist zu reduzieren, also unempfindlicher zu machen. Dadurch verringert sich verständlicherweise der Einfluß des Störsignals auf die Störsenke.

Für die Realisierung der vorstehend angeführten möglichen Maßnahmen gegen die Störbeeinflussung durch Elektrosmog stehen grundsätzlich folgende Verfahren (*Abb. 4.2*) zur Verfügung, die einzeln oder kombiniert zum Einsatz kommen:

- Abschirmung
- Abstand
- Ableitung
- Filterung
- Kompensation

Wie beim auf den Menschen einwirkenden Elektrosmog ist auch bei technischen Systemen die Abschirmung eine wesentliche Schutzmaßnahme gegen die Wirkung elektrischer und/oder magnetischer Felder. Dabei soll jedoch erinnert werden, daß die Abschirmung gegen magnetische Felder nur mit erheblichem Aufwand möglich ist, um ausreichende Wirkung zu erzielen.

Die Wirksamkeit der Schirmung erfordert allerdings den durchgängigen Aufbau im jeweiligen technischen System, was verständlicherweise einen entsprechenden Aufwand erfordert. Andererseits bewirkt jede Unter-

4

4

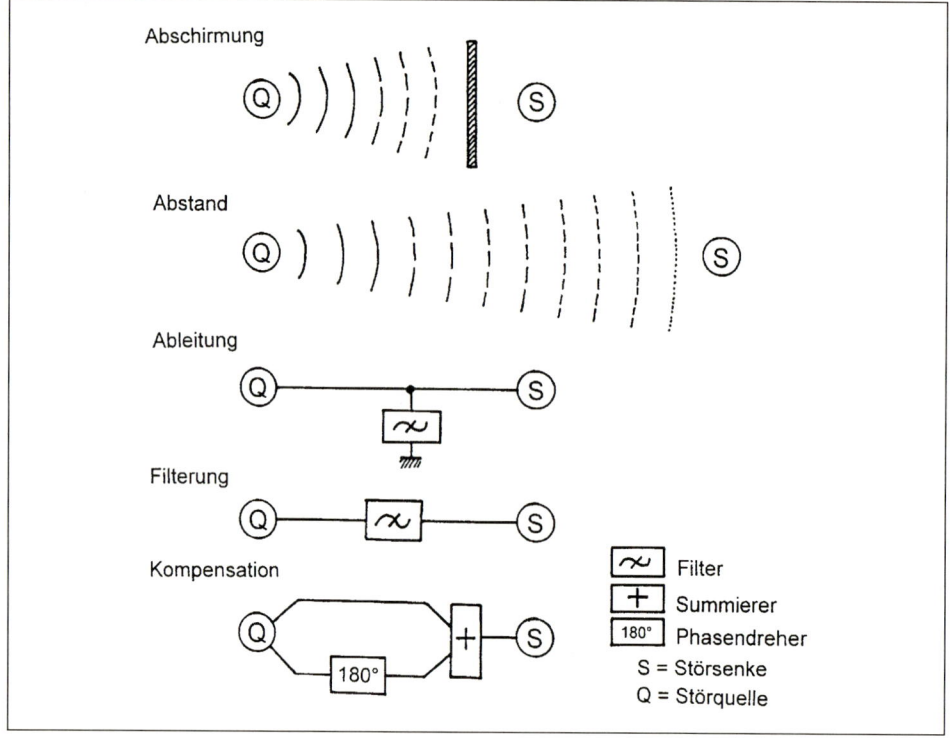

Abb. 4.2 Verfahren für Maßnahmen gegen Elektrosmog

brechung der Schirmung die Möglichkeit der Abstrahlung störender Anteile elektrischer oder magnetischer Felder. Dabei muß auch die Abhängigkeit von der Frequenz berücksichtigt werden.

Da jede Störwirkung mit zunehmender Entfernung kleiner wird, bietet es sich stets an, den Abstand zwischen der Störquelle und der Störsenke möglichst groß zu halten, also einen langen Störweg anzustreben. In der Praxis sind deshalb Änderungen der Standorte von Geräten durchaus hilfreich.

In vielen Fällen verbreiten sich die Störsignale über Leitungswege, seien es Netzleitungen, Niederfrequenz-Leitungen (NF-Leitungen), Hochfrequenz-Leitungen (HF-Leitungen) oder Datenleitungen. Sie treten dabei natürlich gleichzeitig mit den eigentlich zu übertragenden Nutzsignalen auf, sind also ein Teil des Gesamtsignals, liegen aber in den meisten Fällen mit ihrer Frequenz oberhalb oder unterhalb der Nutzsignal-Frequenzen.

Es bietet sich deshalb an, die unerwünschten Anteile des Gesamtsignals gegen Masse (Erde) abzuleiten und zwar mit Hilfe frequenzselektiver Komponenten. Als einfaches Beispiel sei die Verwendung von Kondensatoren erwähnt, deren Wechselstromwiderstand bekanntlich mit zunehmender Frequenz immer

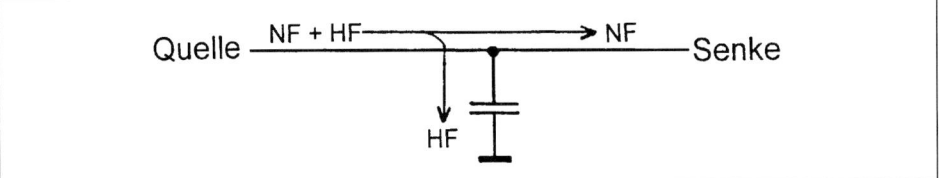

Abb. 4.3 Ableitung von Störsignalen durch Kondensator

kleiner wird. Es ist deshalb durch geeignete Dimensionierung des Kondensators möglich, hochfrequente Störanteile bei einem niederfrequenten Signal erheblich zu reduzieren (*Abb. 4.3*). Mit Hilfe aufwendigerer Schaltungen besteht grundsätzlich aber auch die Möglichkeit, Störsignale völlig kurzzuschließen.

Während bei der Ableitung ein spezieller Weg für das Störsignal geschaffen wird, gilt dies bei der Filterung für das Nutzsignal. Durch eine geeignete, in den Übertragungsweg eingebrachte Filterschaltung kann nämlich nur das Nutzsignal passieren, für das Störsignal wirkt es als Sperre (*Abb. 4.4*). Dies gilt natürlich nur, wenn das Störsignal frequenzmäßig außerhalb des Bereiches für das Nutzsignal liegt.

Liegen dagegen Stör- und Nutzsignale ganz oder teilweise im selben Frequenzbereich, dann kann durch eine der Filterung vorgeschaltete Ableitung versucht werden, den Störsignalanteil zu reduzieren. Dies geht allerdings auch zu Lasten des Nutzsignals, weshalb hierbei stets ein Kompromiß erforderlich ist. Eine elegantere Lösung wird allerdings durchführbar, wenn die Form des Störsignals im Prinzip bekannt ist. Es handelt sich um das Verfahren der Kompensation. Durch eine geeignete Erkennungsschaltung wird dabei das Störsignal aus dem Gesamtsignal detektiert, dann in seiner Form umgekehrt (was einer Phasendrehung von 180° entspricht) und als gegenphasiges Störsignal dem Gesamtsignal in einer Additionsstufe wieder zugefügt. Dadurch heben sich nun das im Ge-

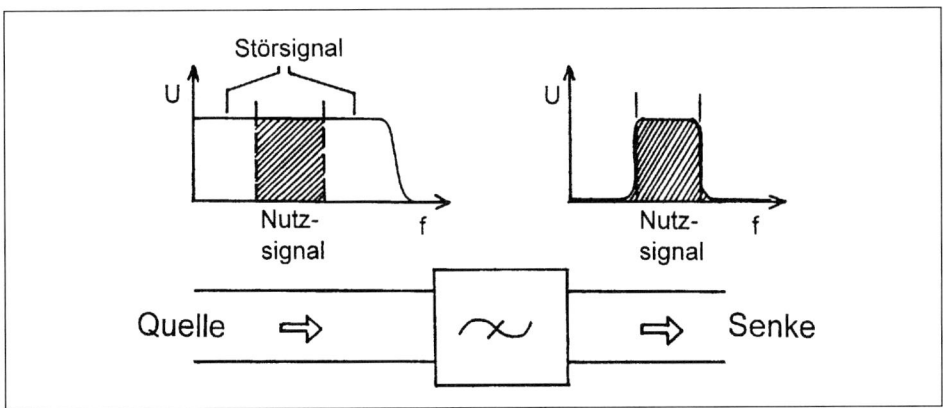

Abb. 4.4 Filterung von Störsignalen

4

samtsignal enthaltene Störsignal und das phasengedrehte Störsignal auf, so daß im Idealfall nur noch das Nutzsignal übrig bleibt. In der Praxis ist allerdings eine vollständige Kompensation nur in Ausnahmefällen möglich, weil die Erkennung des Störsignals nicht immer ganz einfach realisiert werden kann.

Bei technischen Systemen ist es stets ausreichend, den Umfang der Maßnahmen gegen Elektrosmog so zu wählen, daß die bestimmungsgemäße Funktion des Systems noch gewährleistet bleibt und die noch gegebene Störbeeinflussung akzeptiert wird. Dies gilt bekanntlich für jede Expositionsdauer, da im Gegensatz zu biologischen Systemen Stör-

wirkungen in jedem Fall unmittelbar feststellbar sind.

4.2 Störeffekte bei Radiogeräten

Radiogeräte ermöglichen den stationären Empfang von Hörfunksendungen in den entsprechenden Rundfunk-Frequenzbereichen. Dies kann mit Hilfe einer Antenne erfolgen oder über den Anschluß an eine Kabelanlage, wobei allerdings im Regelfall dort nur der UKW-Bereich (87,5...108 MHz) zur Verfügung steht. Dagegen sind über Antenne auch die Lang-, Mittel- und Kurzwellen empfang-

---

Merkwürdiges

■ Elektrosmog kann die bestimmungsgemäße Funktion technischer Systeme (d.h. Baugruppen, Geräte, Anlagen) beeinflussen
■ Bei der elektromagnetischen Verträglichkeit (EMV) ist zwischen elektromagnetischer Aussendung (EMA) und elektromagnetischer Beeinflussung (EMB) zu unterscheiden
■ Die Beeinflussung der Funktion technischer Systeme ist durch eindeutige Grenzwerte beschreibbar
■ Es können Störwirkungen bei Audio, Video oder Daten auftreten
■ Das Funktionsmodell für die Störwirkungen besteht aus der Störquelle, dem Störweg und der Störsenke
■ Störwirkungen lassen sich reduzieren durch
   – Verringerung der Störemission der Störquelle
   – Dämpfung des Störsignals auf dem Störweg
   – Ableitung/Umleitung des Störsignals auf dem Störweg
   – Erhöhung der Störfestigkeit der Störsenke
■ Zur Reduzierung der Störwirkung sind einzeln oder kombiniert folgende Verfahren einsetzbar:
   – Abschirmung
   – Abstand
   – Ableitung
   – Filterung
   – Kompensation
■ Die Störbeeinflussung durch Elektrosmog ist bei technischen Systemen von der Expositionsdauer unabhängig

bar, also der Frequenzbereich 150 kHz bis 30 MHz. Bei entsprechender Dimensionierung der Antenne ist allerdings auch der Betrieb von Scannern möglich, für die Frequenzen ab 10 kHz bis über 1 GHz von Interesse sind.

Radiogeräte können für Netzbetrieb und/oder Batteriebetrieb ausgelegt sein. Dabei weisen Geräte für reinen Batteriebetrieb üblicherweise einen Anschluß für externe Stromversorgung auf, so daß die typischen Steckernetzteile verwendbar sind. Bei diesen sind Transformator, Gleichrichter und Regelschaltung in einem kleinen Gehäuse integriert, welches auch den Netzstecker aufweist.

Die Baugruppe wird also unmittelbar in die Steckdose gesteckt, die Leitung zum Radiogerät weist dabei eine reine Gleichspannung auf. Bei den Radiogeräten für reinen Netzbetrieb führt die Zuleitung dagegen die volle Netzspannung von 230 V.

Störeffekte können sich über folgende Wege bemerkbar machen:

● Einwirkung über die Antenne
● Einwirkung über die Stromversorgung
● Direkteinstrahlung

Über die Antenne können neben den hochfrequenten Nutzsignalen auch unerwünschte Störsignale zum Radiogerät gelangen. Dabei kann es sich z.B. um leistungstarke Sender in der Nähe des Empfängers bzw. der Antenne handeln. Dieser sog. Ortssender-Effekt führt dazu, daß wegen der großen Feldstärke nicht nur auf der für diesen Sender vorgesehenen Frequenz das Programm hörbar ist, sondern auch auf daneben liegenden Frequenzen,

weshalb die dort planmäßig vorhandenen Programme teilweise oder vollständig gestört sind.

Abhilfe kann in einem solchen Fall ein Sperrkreis bieten, der auf die Frequenz des Ortssenders abgestimmt ist und in die Antennenleitung geschaltet wird. Dadurch gelangt erheblich weniger hochfrequente Energie mit der Frequenz des Ortssenders zum Empfänger.

Es sind aber auch sog. Oberwellen und Nebenwellen anderer Sender möglich. Dabei handelt es sich um das Doppelte oder Dreifache der Sendefrequenz des Störers oder Summen bzw. Differenzen aus Frequenzen, die beim störenden Sender intern genutzt werden. Im Einzelfall kann auch hierbei ein Sperrkreis hilfreich sein.

Elektromotore, Schaltkontakte und auf sonstige Weise hervorgerufene Funken können auch in einem größeren Bereich des Spektrums Störungen hervorrufen, die sich im Regelfall als mehr oder weniger starke Knattergeräusche bemerkbar machen. Als klassischer Fall sei auf die vor Jahren noch typischen unzureichend entstörten Zündanlagen von Verbrennungsmotoren in Fahrzeugen verwiesen, wobei sich solche Störungen besonders im UKW-Bereich bemerkbar machen. Bewegt sich solch ein Fahrzeug auf der Straße am Standort des Radiogerätes bzw. der Antenne vorbei, dann ist die Bewegungsrichtung durch das Anschwellen und Abschwellen des Störgeräusches recht genau feststellbar.

Die vorstehend beschriebene Form des Elektrosmogs kann nur durch entsprechende Ent-

4

störung der die Störsignale hervorrufenden Komponenten und Geräte bekämpft werden.

Wird die Versorgungsspannung des Radiogerätes von Störsignalen überlagert, dann können sich diese auch beim Empfang störend bemerkbar machen. Als Wirkung treten dabei Verzerrungen des Tonsignals und/oder zusätzliche Geräusche auf.

Auf die Versorgungsleitungen einwirkende Störsignale bewirken, daß der ursprünglich sinusförmige Verlauf der Netzwechselspannung erheblich verändert wird, wobei impulsartige Abweichungen besonders kritisch sind (*Abb. 4.5*). Für derartige Störbeeinflussungen sind Freileitungen empfindlicher als im Erdboden verlegte Leitungen.

Über das Netz kommende Störsignale weisen auch zahlreiche Frequenzen oberhalb der Netzfrequenz 50 Hz auf. Der beste Weg wäre, wenn die Entstehung der Störsignale bereits an der Quelle verhindert würde. Da dieses der Nutzer des Radiogerätes nur selten realisieren kann, bietet sich als sinnvolle Abhilfe der Einsatz eines sog. Netzfilters an. Diese Baugruppe wird zwischen Steckdose und Netzstecker eingefügt und ist besonders gegen Spannungsspitzen wirksam.

Störungen des Empfangs sind bei Radiogeräten auch durch direkte Einstrahlung hochfrequenter Signale in das Gerät möglich. Die Quellen können auch hier andere Sender sein oder Einrichtungen, die Funken erzeugen. Dies kann von Verzerrungen über Störgeräusche bis zum vollständigen Ausfall des Empfangs führen.

Abhilfe gegen Direkteinstrahlung ist grundsätzlich durch Abschirmung realisierbar. Wenn die störende Einstrahlung nur aus einer Richtung vorliegt, dann besteht die Möglichkeit durch provisorisch angebrachte, elektrisch leitfähige Flächen den optimalen Schutz zu ermitteln.

Neben den bisher betrachteten Maßnahmen gegen Wirkungen des Elektrosmogs muß bei Verwendung einer Antenne unbedingt aber auch auf die ausreichende Erdung des Antennenmastes geachtet werden, um bei Blitzentladungen Schäden am Radiogerät zu vermeiden.

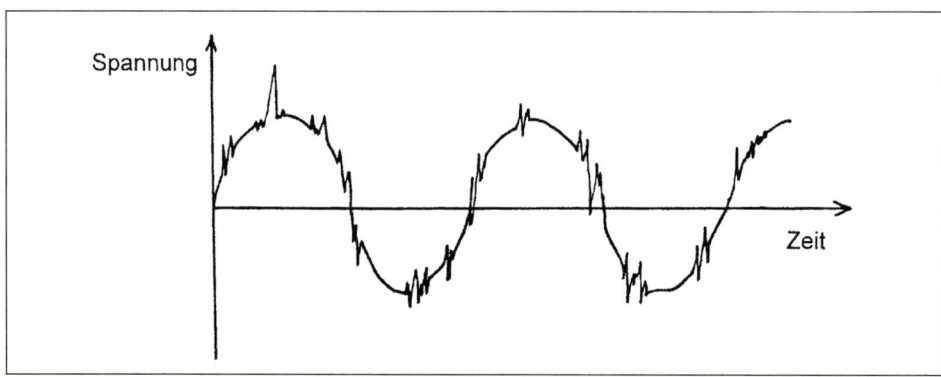

Abb. 4.5 Versorgungsspannung mit Störbeeinflussung

Bedingt durch die Installation der Netzleitung und der Antennenleitung kann sich unter Umständen eine schleifenförmige Anordnung ergeben, die unmittelbar am Radiogerät endet (*Abb. 4.6*). Bei einer Blitzentladung fließen Teilströme durch diese Anordnung. Sie bewirken durch Induktion zwischen dem Antennenanschluß und dem Netzanschluß einen Spannungsimpuls in der Größenordnung von einigen Kilovolt. Dabei kann es durch Überschläge zu Schäden am Radiogerät kommen.

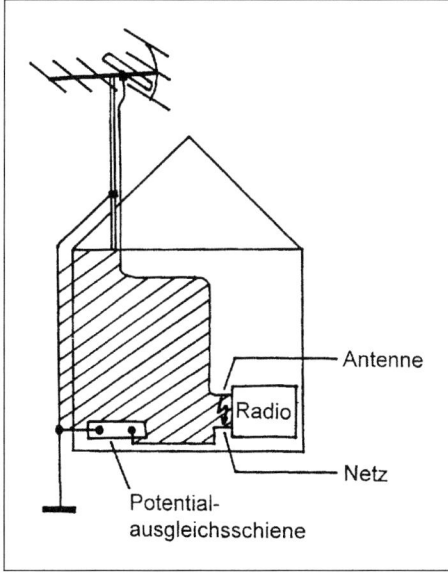

Abb. 4.6 Überspannung bei Blitzentladung

Als vorbeugende Maßnahme bietet sich die Verwendung eines Schutzgerätes an, bei dem durch eine Funkenstrecke der Aufbau unzulässig großer Spannungen verhindert wird. Es ist über Steckverbindungen für Netzspannung und Antenne einfach installierbar und kann auch das bereits erwähnte Filter gegen Störspannungen enthalten.

Es sei darauf hingewiesen, daß außer bei den Blitzentladungen die Wirkung von Störungen von der jeweiligen Empfangsfrequenz abhängt.

Da funktionsbedingt in Radiogeräten auch als Oszillatoren bezeichnete Schaltungen enthalten sind, die hochfrequente Schwingungen erzeugen, kann ein solches Gerät auch selber als Störquelle wirken. Bedingt durch die sehr kleinen Leistungen dieser Oszillatoren tritt dies jedoch nur unter ungünstigen Umständen auf.

Praxis-Tip

- Im Bedarfsfall Sperrkreis für Störfrequenzen verwenden
- Störquellen unmittelbar entstören
- Netzfilter nutzen
- Abschirmung bei Direkteinstrahlung
- Schutzgerät mit Funkenstrecke gegen Spannungsimpulse bei Blitzentladung verwenden

4.3 Störeffekte bei Fernsehgeräten

Fernsehgeräte zählen zu den wichtigsten Geräten der Unterhaltungselektronik. Mit ihnen ist der stationäre Empfang von Fernsehsendungen möglich und zwar entweder mit Hilfe einer Antenne oder über den Anschluß an eine Kabelanlage.

Für den terrestrischen Empfang ist eine Antenne erforderlich, die abhängig vom Kanal auf den jeweiligen Senderstandort ausgerichtet sein muß. Insgesamt stehen dabei folgende Kanäle als Übertragungskapazität zur Verfügung:

4

K 2 ... K 4	Band I	(VHF)	47 ... 68 MHz	[3 Kanäle]
K 5 ... K 12	Band III	(VHF)	174 ... 230 MHz	[8 Kanäle]
K 21 ... K 37	Band IV	(UHF)	470 ... 606 MHz	[17 Kanäle]
K 38 ... K 69	Band V	(UHF)	606 ... 862 MHz	[32 Kanäle]

Die frequenzmäßigen Lücken zwischen den vorstehend angeführten Bereichen werden in Kabelanlagen ebenfalls für die Übertragung genutzt, wobei hier nun die Bezeichnung Sonderkanäle gilt. Im Gegensatz zu den Normalkanälen wird dabei der Buchstabe „S" als Kennung verwendet. Es handelt sich um folgende Bereiche:

S 2 ... S 10	Unterer Sonderkanalbereich (USB)	111 ... 174 MHz	[9 Kanäle]
S 11 ... S 20	Oberer Sonderkanalbereich (OSB)	230 ... 300 MHz	[10 Kanäle]
S 21 ... S 38	Hyperband	302 ... 446 MHz	[18 Kanäle]

Für den Betrieb an einer Kabelanlage muß also das Fernsehgerät zusätzlich für die Sonderkanäle geeignet sein, was üblicherweise an der Bezeichnung „sonderkanaltauglich" erkennbar ist.

Vergleichbar den Radiogeräten sind auch bei Fernsehgeräten Störwirkungen über die Antenne, über die Stromversorgung sowie durch direkte Einstrahlung möglich. Es ist jedoch der gegenüber dem Radio andere Frequenzbereich (47 ... 862 MHz) zu berücksichtigen. Für den Sonderkanalbereich können solche Effekte allerdings auch beim Anschluß an Kabelanlagen auftreten, weil auf diesen Frequenzen andere Funkdienste arbeiten.

Bei den über die Antenne zum Fernsehgerät gelangenden Störsignalen gilt zu berücksichtigen, daß für den Empfang stets eine zum Sender ausgerichtete Antenne erforderlich ist. Wegen dieser Richtwirkung werden im wesentlichen nur aus der Senderrichtung einfallende Störsignale wirksam, weil für die anderen Richtungen der Empfang von Signalen kaum gegeben ist (*Abb. 4.7*).

Dem Gerät über den hochfrequenten Weg zugeführte Störsignale können zu unterschiedlichen Mustern im Bild führen, die sich in vielen Fällen auch noch ständig verändern. Dabei kann es sich um Schlieren, Punktemuster, wechselweise Umschaltung zwischen Farbe und Schwarzweiß, Verzerrungen oder Reflexionen (sog. Geisterbilder) handeln, außerdem sind auch Beeinflussungen des Tonsignals möglich. Am Fernsehgerät oder an der Antenne können solche Störungen im Regelfall nicht beeinflußt werden, hier bedarf es entsprechender Maßnahmen unmittelbar an der jeweiligen Störquelle. Falls jedoch nur eine Störfrequenz gegeben ist, kann ihre Wirkung durch einen Sperrkreis kompensiert werden.

Bei ganz bestimmten Wetterlagen kann es beim Empfang über Antenne zum sog. Überreichweiten-Empfang kommen. Dabei werden bedingt durch einen physikalischen Effekt auch sehr weit entfernte Sender empfangbar, die sich unter Normalbedingungen nicht bemerkbar machen. Das Bild dieses weit entfernten Senders erscheint dabei im Hintergrund

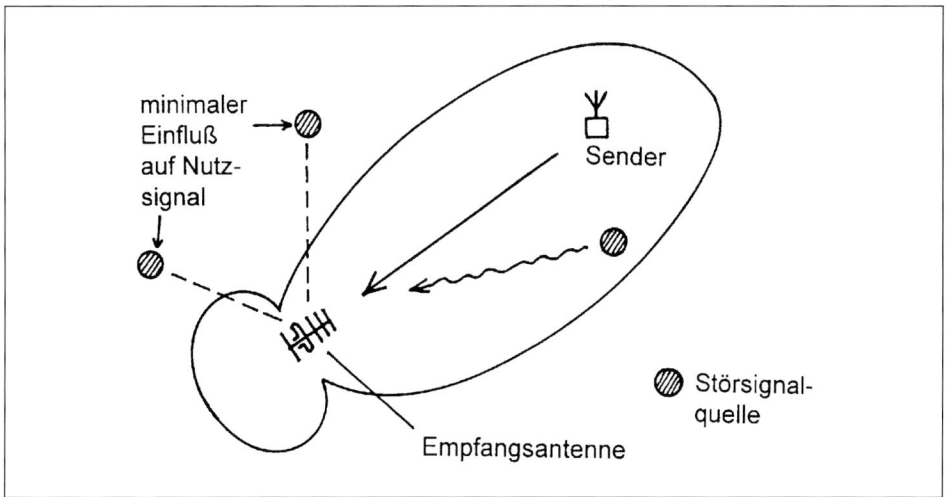

Abb. 4.7 Wirkung der Richtantenne auf Störsignal

mit geringem Kontrast. Gegen Überreichweiten-Empfang sind außer Abwarten keine Maßnahmen möglich. Das Problem tritt in der Praxis allerdings auch nur relativ selten auf, wobei es zwei bis drei Tage anhalten kann.

Beim Empfang eines Ortssenders (also eines Senders mit großer Leistung in der Nähe des Empfangsortes) kann es wegen der großen Feldstärke ebenfalls zu einem Störeffekt kommen. Es handelt sich um Übersteuerung des Fernsehgerätes, weil die von der Antenne gelieferte Spannung zu groß ist. Dies bewirkt neben einem Brummton Verzerrungen im Bild, sowie gesteigerten Kontrast. Mit Hilfe eines für den entsprechenden Kanal wirksamen Dämpfungsgliedes kann dieser Effekt meistens beseitigt werden. Es ist aber auch jede andere Maßnahme möglich, welche das Signal des Ortssenders reduziert.

Die meisten Fernsehgeräte sind für Netzversorgung ausgelegt. Es müssen deshalb auch der Netzspannung überlagerte Störsignale berücksichtigt werden. Besonders kritisch sind dabei Spannungsspitzen, weil diese zu Zerstörung von Bauelementen im Gerät führen können. Diese Form der Störbeeinflussung ist besonders in solchen Fällen zu erwarten, wenn die Netzspannung dem Haus über Freileitung zugeführt wird. Die wirkungsvollste Abhilfe stellt die Verwendung eines Netzfilters dar, welches als Baugruppe zwischen Steckdose und Netzstecker eingefügt wird und die gewünschte Entstörung bewirkt.

Wie bei Radiogeräten kann auch bei Fernsehgeräten die direkte Einstrahlung von Störsignalen erfolgen. Typische Fälle stellen die Einflüsse von Personal Computern (PC) und schnurlosen Telefonen dar. Sobald sich diese in Betrieb befinden, kann dies zu Störmustern im Fernsehbild führen. Es sollte deshalb versucht werden, durch Änderung des Standortes der störenden Geräte das Problem zu lösen. Generell stellt aber auch eine Abschirmung

4

zwischen Fernsehgerät und Störquelle den zweckmäßigen Lösungsansatz dar. Weil es sich bei der Direkteinstrahlung um hochfrequente Signale handelt, sind für die Abschirmung elektrisch leitfähige Flächen ausreichend.

Die beim Radiogerät aufgezeigte Möglichkeit, daß es abhängig von der Installation der Netzleitung und der Antennenleitung bei Blitzentladung am Gerät durch Induktion zu einer Überspannung zwischen Antennenanschluß und Netzanschluß kommen kann, gilt in gleicher Weise auch für das Fernsehgerät. Das bereits erwähnte, zwischen Antennenleitung und Netzleitung wirksame Schutzgerät mit Funkenstrecke sollte im Bedarfsfall deshalb auch beim Fernsehgerät vorgesehen werden.

Da Störsignale stets unterschiedlichste Frequenzen aufweisen, ist ihre Wirkung auch immer vom jeweils eingestellten Kanal abhängig.

Fernsehgeräte können auch selber als Störquelle wirken. Funktionsbedingt enthalten sie nämlich Schaltungen, die hochfrequente Schwingungen erzeugen, allerdings nur mit sehr kleinen Leistungen. Außerdem sind für den Bildaufbau niederfrequente Signale mit einem definierten Verlauf vorhanden, die ebenfalls auf eine Störsenke einwirken können.

4.4 Störeffekte bei Audio-Anlagen

Die Aufgabe einer Audio-Anlage besteht darin, die optimale Wiedergabe von Audiosignalen zu ermöglichen. Es ist auch die Bezeichnung Stereo-Anlage oder HiFi-Anlage üblich, wobei die Abkürzung HiFi für „high fidelity" steht, was Wiedergabe mit größtmöglicher Qualität bedeutet.

Eine Audio-Anlage besteht aus mehreren Komponenten. Dabei kann es sich um folgende Geräte handeln:

- Verstärker
- CD-Spieler
- Kassettengerät
- Plattenspieler
- Tonbandgerät
- Receiver
- Mikrofon
- Mischpult
- Equalizer
- Lautsprecher

Praxis-Tip

- Sperrkreise gegen einzelne Störfrequenzen verwenden
- Störquellen unmittelbar entstören
- Dämpfungsglied gegen Übersteuerung bei Ortssenderempfang einsetzen
- Netzfilter einsetzen
- Standortänderung der Störquelle bei Direkteinstrahlung erproben
- Abschirmung zwischen Fernsehgerät und Störquelle bei Direkteinstrahlung verwenden
- Im Bedarfsfall Schutzgerät mit Funkenstrecke gegen Überspannung zwischen Antennenanschluß und Netzanschluß einsetzen

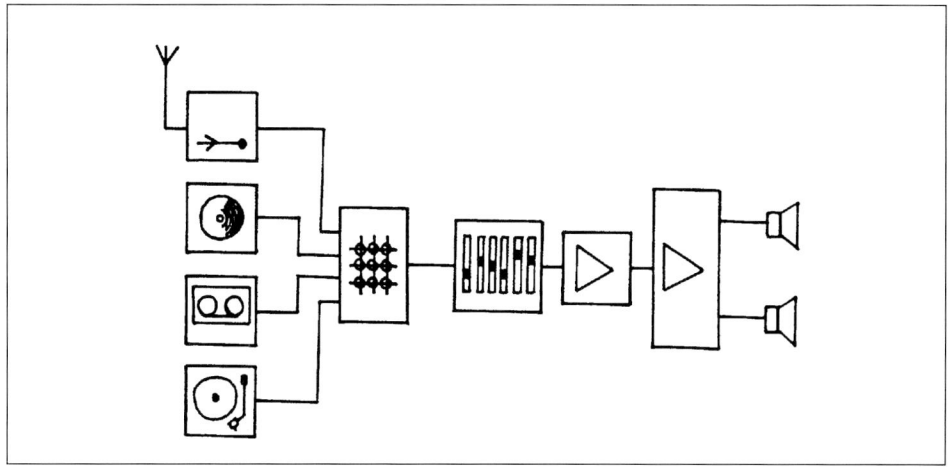

Abb. 4.8 Komponenten einer Audio-Anlage (Beispiel)

Die Audio-Anlage wird durch eine entsprechende Zusammenschaltung der beteiligten Geräte gebildet. Ein typisches Beispiel ist in *Abb. 4.8* dargestellt.

Mit Ausnahme von Mikrofon und Lautsprecher benötigt jede Komponente einer Audio-Anlage einen Netzanschluß für die Spannungsversorgung. Die grundsätzliche Funktion der Anlage besteht jedoch darin, Audiosignale von einer Quelle (z.B. CD-Spieler) zum Lautsprecher zu übertragen. Es sind deshalb zwischen jedem Anlagenteil auch Leitungsverbindungen für niederfrequente Signale erforderlich.

Da im Bereich der Niederfrequenz bekanntlich elektrische und magnetische Felder getrennt auftreten, ist es erforderlich, die Einstrahlung solcher Felder auf die Audio-Anlage möglichst zu verhindern. Dies kann durch geeignete Abschirmung realisiert werden. Sie muß allerdings durchgängig erfolgen, also die Geräte und Verbindungsleitungen (inkl. der Steckverbindungen) umfassen.

Die Abschirmung von Geräten wird in der Praxis durch Verwendung von Metallgehäusen sichergestellt, wobei lediglich Öffnungen für die Anzeigefelder und die Kühlung der Bauelemente erforderlich sind. Für die Audiosignale bieten sich zweiadrige Niederfrequenz-Leitungen (NF-Leitungen) an, die mit einer Abschirmung aus Metallgeflecht versehen sind. Auch für die Steckverbindungen an den Geräten ist eine äußere metallische Hülle als Abschirmung möglich.

Durch Auswahl der Geräte und des Materials sowie sorgfältige Installation kann ein großer Wirkungsgrad der Abschirmung erreicht werden (*Abb. 4.9*).

Bei jeder Audio-Anlage stellt die erforderliche Erdung der Abschirmung ein wesentliches Problem dar. Wird diese nämlich nicht sorgfältig geplant, dann ergeben sich sehr häufig Schleifenbildungen, über die besonders Signale mit einfacher und doppelter Netzfrequenz (also 50 Hz und 100 Hz) durch

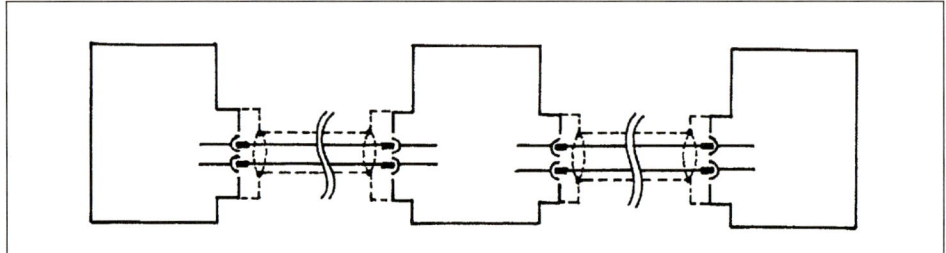

Abb. 4.9 Abschirmung bei Audio-Anlagen

Induktion eingekoppelt werden. Es treten dadurch störende Brummsignale mit diesen Frequenzen auf. Abhängig von den einstrahlenden Feldern können sich natürlich auch noch Störsignale mit anderen Frequenzen ergeben.

Die vorstehend aufgezeigte Problematik der sog. Erdschleifen (*Abb. 4.10*) führt zu folgender Erkenntnis:

Erdschleifen entstehen durch überflüssige Erdverbindungen.

Die Vorstellung, daß möglichst viele Erdverbindungen die beste Lösung darstellen, ist also falsch. Der Idealfall für eine Audio-Anlage ist gegeben, wenn ein zentraler Massepunkt existiert, der dann geerdet wird. Auf diese Weise können Erdschleifen mit ausreichender Sicherheit vermieden werden (*Abb. 4.11*). Wo der zentrale Massepunkt angeordnet werden

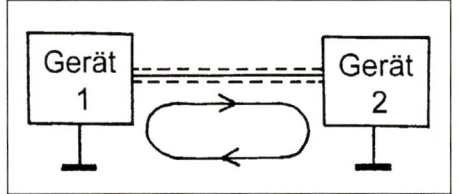

Abb. 4.10 Erdschleife

und die Erdung erfolgen sollte, ist durch theoretische Betrachtungen nur bedingt erkennbar. In der Praxis sind deshalb Erprobungen stets sinnvoll, um eine optimale Lösung zu finden.

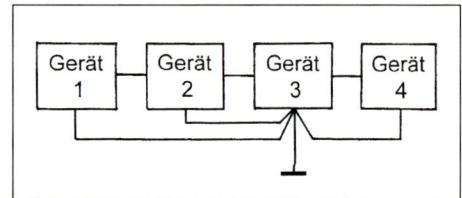

Abb. 4.11 Zentraler Massepunkt

Komponenten von Audio-Anlagen sind auch empfindlich gegen Störungen, die mit der Netzspannung zum Gerät gelangen. Besonders Spannungsspitzen können sich dabei ungünstig auswirken, im Grenzfall treten Funktionsstörungen bei den Geräten auf. Quellen dieser Störeffekte sind im Regelfall andere Geräte, die in der Nähe der Audio-Anlage an derselben Netzversorgung angeschlossen sind (z.B. elektrische Maschinen). Werden Gebäude über Freileitung mit Netzspannung versorgt, dann sind hierbei als Ursache für die Störspitzen auch Blitzeinschläge auf dem Leitungsweg oder sonstige Entladungen möglich.

Vorstehende Problematik läßt sich durch Einsatz eines sog. Netzfilters in den meisten Fällen

4

lösen. Diese zwischen Steckdose und Netzstecker des Gerätes schaltbare Baugruppe sorgt dafür, daß die Abweichung der Netzspannung von dem sinusförmigen Verlauf möglichst geringt bleibt. Das Netzfilter muß allerdings für den Strombedarf des angeschlossenen Gerätes ausgelegt sein, damit die Funktionsfähigkeit des Filters gewährleistet ist.

Da eine Audio-Anlage stets aus mehreren Geräten besteht, ist es zweckmäßig, nur ein Netzfilter einzusetzen und danach den Anschluß für die verschiedenen Geräte durchzuführen. Dies kann durch die Verwendung entsprechender Steckdosenleisten (meist auch noch mit einem Hauptschalter und einem Überstromschutz als Sicherung ausgestattet) realisiert werden (*Abb. 4.12*).

Zur Steuerung der Betriebsabläufe kommen in den meisten Geräten von Audio-Anlagen Mikroprozessoren zum Einsatz. Bedingt durch deren Arbeitsgeschwindigkeit, charakterisiert durch die Taktfrequenz, ergeben sich hochfrequente Signale im MHz-Bereich. Da in der Praxis eine vollständige Abschirmung nicht erreichbar ist, können Anteile dieser Signale als hochfrequente Felder in die Umgebung abgestrahlt werden. Andererseits ist aber auch die Einstrahlung entsprechender Störfelder möglich, beispielsweise von Datenleitungen zum Rechner (PC) hervorgerufen.

Abhilfe gegen vorstehende Störwirkungen ist durch ergänzende Abschirmung und/oder Änderung der Position zwischen Störquelle und Störsenke möglich.

Bei Audio-Anlagen sind auch die Abstände zwischen Netzleitungen und Audioleitungen bzw. Datenleitungen von Bedeutung. Dies ist begründet durch das magnetische Wechselfeld, welches der Strom durch die Netzleitung hervorruft. Da die Audioleitungen bzw. Datenleitungen üblicherweise nur durch Kupfergeflecht und/oder Kupferfolie geschirmt sind, wirken solche magnetischen Wechselfelder als Störeinstrahlung mit einer Frequenz von 50 Hz. Dabei gilt folgende Regel:

> Der Abstand zwischen Netzleitungen und Audioleitungen bzw. Datenleitungen sollte möglichst groß sein, um Störungen durch magnetische Felder mit Netzfrequenz zu vermeiden.

Außerdem sollte die Leistungsaufnahme der Geräte einer Audio-Anlage möglichst klein

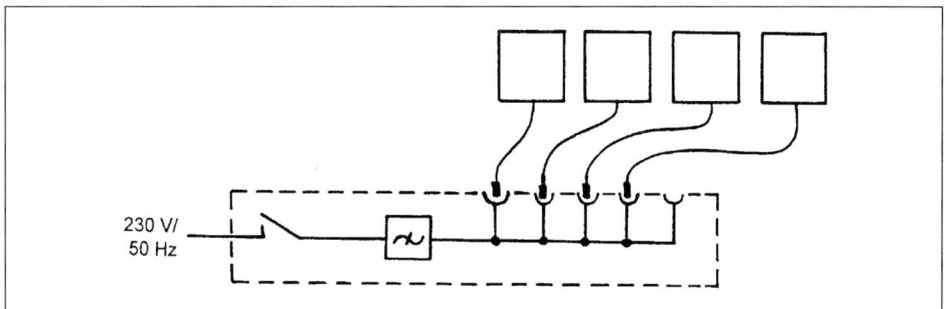

Abb. 4.12 Netzfilter in Steckdosenleiste

230 V/
50 Hz

67

4

sein, weil dann der Wert des Stromes sinkt und sich damit auch das magnetische Wechselfeld reduziert.

Eine weitere Störproblematik kann nach längerer Nutzungsdauer einer Audio-Anlage bei den Steckverbindungen auftreten und zwar durch Oxydation der Kontakte. Dies bedeutet Übergangswiderstände mit wechselnden Werten (*Abb. 4.13*). Sie führen zu Schwankungen der Signalpegel bis hin zu kurzzeitigen Ausfällen. Abhilfe ist dabei nur durch entsprechende Reinigung der Kontakte möglich, die auch vorsorglich in regelmäßigen Abständen (6–8 Monate) sinnvoll ist. Häufig reicht als Reinigungseffekt die durch mehrfaches Ein- und Ausstecken auftretende Reibung zwischen dem Kontaktmaterial aus. Im Bedarfsfall ist die Unterstützung durch im Elektronik-Fachhandel erhältliches Reinigungsspray (auch als Kontaktspray bezeichnet) hilfreich. Bei besonders hartnäckigen Fällen ist der Einsatz von feinkörnigem Sandpapier erforderlich.

Neben den aus verschiedenen Geräten bestehenden Audio-Anlagen gibt es auch solche, die in einem Gehäuse die verschiedenen Funktionseinheiten beinhalteten. Es handelt sich dann um Kompakt-Anlagen, die auch als Mini-Anlagen oder Midi-Anlagen bezeichnet werden. Im Gegensatz zu den aus einzelnen Geräten bestehenden Anlagen ist hier die Verkabelung zwischen den Funktionskomponenten mit Ausnahme der Lautsprecher fest vorgegeben und wäre im Bedarfsfall nur durch Eingriffe in das Gerät änderbar. Im Falle von Störwirkungen könnte deshalb lediglich die Änderung der Positionierung des Kompakt-Gerätes versucht werden.

Praxis-Tip

- Durchgängige Abschirmung sicherstellen
- Zentralen Massepunkt verwenden
- Erdschleifen vermeiden
- Netzfilter zum Schutz gegen Spannungsspitzen bei der Netzversorgung einsetzen
- Geräte der Anlage gegen Datenleitungen abschirmen und/oder Abstand vergrößern.
- Möglichst großen Abstand zwischen Netzleitungen und Audioleitungen bzw. Datenleitungen realisieren
- Geräte mit möglichst geringer Leistungsaufnahme einsetzen
- Steckverbindungen regelmäßig auf optimale Kontaktgabe prüfen und ggf. reinigen

4.5 Störeffekte bei Video-Anlagen

Als Video-Anlage ist die Zusammenschaltung solcher Geräte zu verstehen, die zur elektronisch gesteuerten Wiedergabe von Bildmaterial dienen. Dabei spielt es keine Rolle, ob es

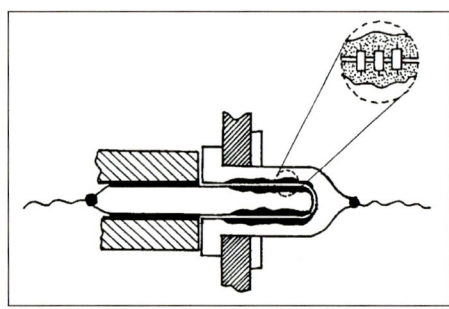

Abb. 4.13 Oxidation bei Steckverbindungen

sich um Festbilder (wie bei Dias) oder Bewegtbilder (wie beim Fernsehen) handelt.

Als Komponenten von Video-Anlagen sind folgende Geräte möglich:

- Videokassetten-Spieler (z.B. für VHS-Kassetten)
- Monitor (z.B. Fernsehgerät)
- Videokamera
- elektronischer Schnittplatz
- Bildmischer
- Videoplatten-Spieler [Laser disc]
- DVD [digital video disc]-Spieler

Alle angeführten Geräte sind mit Ausnahme der Videokamera für Netzversorgung ausgelegt. Bei diesen ist aber oftmals auch über einen Adapter der Anschluß an ein externes Netzgerät möglich.

Die Übertragung der Videosignale zwischen den Geräten erfolgt mit Hilfe abgeschirmter Kabel. Bei analogen Signalen sind Frequenzen bis 5 MHz möglich, während bei digitalen Videosignalen Bitraten im Mbit/s-Bereich auftreten, was ebenfalls entsprechend hochfrequente Anteile bedeutet. Es ist deshalb die Abstrahlung elektromagnetischer Felder möglich, andererseits können solche von außen einwirkende Felder auch zu Störwirkungen führen.

Bei den nicht-professionellen Video-Anlagen hat sich für die Steckverbindungen der Videoleitungen das System SCART durchgesetzt. Es handelt sich um ein 21poliges System, bei dem die Kontakte in zwei Reihen angeordnet sind und die Belegung wie folgt vorgesehen ist (*Abb. 4.14*):

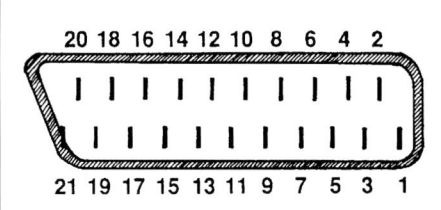

4

Abb. 4.14 SCART-Anschluß

1. Audio-Ausgang (rechter Kanal)
2. Audio-Eingang (rechter Kanal)
3. Audio-Ausgang (linker Kanal)
4. Masse (Audio)
5. Masse (Grundfarbe Blau)
6. Audio-Eingang (linker Kanal)
7. Video-Eingang für Grundfarbe Blau
8. Schaltspannung
9. Masse (Grundfarbe Grün)
10. Taktsignal-Eingang
11. Video-Eingang für Grundfarbe Grün
12. Daten-Eingang
13. Masse (Grundfarbe Rot)
14. Masse (Daten)
15. Video-Eingang für Grundfarbe Rot
16. Austastsignal
17. Masse (FBAS)
18. Masse (Austastsignal)
19. FBAS-Ausgang
20. FBAS-Eingang
21. Masse (Steckerabschirmung)

Es gibt in der Praxis SCART-Stecker für Kabel und SCART-Buchsen für Geräte.

Das Kunstwort SCART ist eine Abkürzung für „Syndicat des Constructeurs d' Appareils Radio Recepteurs et Televiseurs". Es handelt sich bei dieser Bezeichnung um den Verband der Hersteller von Geräten der Unterhaltungselektronik in Frankreich. Von diesem

69

4

war das Konzept der Steckverbindung entwickelt worden. Bedingt durch die Verbreitung in vielen Ländern wird SCART auch als Euro-AV bezeichnet, wobei AV für den Begriff „audio-visuell" steht.

Störwirkungen können bei Video-Anlagen durch Einstrahlung auf die Videoleitungen oder direkt auf die Geräte bedingt sein. Außerdem ist es möglich, daß Störsignale über die Netzleitung in das jeweilige Gerät gelangen.

Da bei Video-Anlagen das Nutzsignal bekanntlich hochfrequent ist, wird ein Schutz gegen elektromagnetische Felder benötigt. Bei den Videokabeln mit SCART-Steckern ist durch geeignete Wahl des Materials, optimale Konstruktion und sorgfältige Installation die gewünschte Abschirmung realisierbar. Um Störprobleme durch Erdschleifen zu vermeiden, sollte unbedingt ein zentraler Massepunkt für die Erdverbindung verwendet werden.

Eine direkte Einstrahlung in die Geräte kann durch Rechner, Datenleitungen, funktechnische Geräte oder Funkenstörungen, hervorgerufen von elektrischen Antrieben, bedingt sein. Unter Umständen stört sogar ein Gerät der Anlage ein anderes Gerät der Anlage. Als Beispiel seien die in vielen Geräten eingesetzten Prozessoren für die Ablaufsteuerung genannt, bei denen die Taktfrequenzen stets im MHz-Bereich liegen.

Bei vorstehender Problemstellung ist durch ergänzende Abschirmung mit elektrisch leitfähigem Material ggf. Abhilfe möglich. Ein anderer Lösungsansatz besteht darin, den Ab-

stand zwischen Störquelle (also der Ursache des störenden Signals) und Störsenke (also dem von der Störung betroffenen Gerät) zu vergrößern. Unter Umständen führen auch nur beide Maßnahmen zum gewünschten Ziel.

Störungen durch Einstrahlungen machen sich bei Video-Anlagen üblicherweise durch Streifenmuster, Farbänderungen und/oder Verzerrungen im Bild bemerkbar, wobei diese Effekte konstant sein können oder sich mehr oder weniger ständig verändern.

Auch bei Video-Anlagen können über die Netzleitung zum jeweiligen Gerät gebrachte Störsignale gegebenenfalls Funktionsprobleme hervorrufen. Es handelt sich eigentlich um alle Abweichungen von dem idealen sinusförmigen Verlauf der Netzspannung, besonders kritisch sind allerdings Spannungsspitzen. Diese Problematik der kurzzeitigen Überspannungen ist mit Hilfe eines sog. Netzfilters auf eine unkritische Größenordnung reduzierbar. Es handelt sich dabei um relativ kleine steckbare Baugruppen, die zwischen Steckdose und Netzstecker geschaltet werden. Über eine Steckdosenleiste sind auch mehrere Geräte an ein entsprechend dimensioniertes Netzfilter anschließbar. Es ist dann für das Filter jedoch der Strombedarf aller Geräte zu berücksichtigen.

Abschließend sei noch auf einen möglichen „hausgemachten" Störeffekt hingewiesen. Dieser kann bei Videorecordern und vergleichbaren Geräten auftreten, wenn die Videoköpfe im Gerät verschmutzt sind oder einen anderen mechanischen Defekt aufweisen. Störungen machen sich dabei unmittelbar bemerkbar, weil das Videoband direkt am

Videokopf vorbeiläuft und dabei Abrieb entsteht. Die Bildaufnahme oder -wiedergabe wird dadurch undefiniert, kann aber auch vollständig ausfallen.

In vielen Fällen reicht die vorsichtige Reinigung der Videoköpfe (sinnvollerweise durch einen Fachmann) aus, im Grenzfall ist allerdings die Erneuerung der betroffenen Videoköpfe erforderlich.

Praxis-Tip

- Videoleitungen und SCART-Steckverbindungen mit guter Abschirmung einsetzen
- Zentralen Massepunkt verwenden
- Direkteinstrahlung durch Abschirmung verhindern oder reduzieren
- Möglichst großen Abstand zwischen Störquelle und betroffenem Gerät realisieren
- Netzfilter gegen Spannungsspitzen einsetzen
- Verunreinigung der Videoköpfe regelmäßig beseitigen

4.6 Störeffekte bei Antennenanlagen

Antennenanlagen sind technische Systeme, mit denen der Empfang terrestrisch abgestrahlter Rundfunkprogramme möglich ist. Es kann sich dabei um Hörfunkprogramme oder Fernsehprogramme handeln. Die dafür verwendeten Frequenzen liegen im Bereich von 150 kHz bis 862 MHz.

Die Basisfunktion jeder Antennenanlage besteht darin, mit Hilfe einer oder mehrerer Antennen verfügbare Feldstärke in entsprechende hochfrequente Spannung umzusetzen und diese dann einem oder mehreren Empfängern zuzuführen. Der wesentliche Einsatz von Antennenanlagen erfolgt für das Fernsehen im VHF- und UHF-Bereich, in Einzelfällen ist auch der Hörfunkempfang im UKW-Bereich vorgesehen.

Funktionsbedingt befinden sich die Antennen stets außerhalb von Gebäuden, entweder an einem auf dem Dach montierten Mast befestigt oder auf einem separaten Tragwerk. Das von der Antenne gelieferte hochfrequente Signal wird dann über Koaxialkabel (häufig auch nur als Koaxkabel bezeichnet) den Empfängern zugeführt (*Abb. 4.15*). In vielen Fällen werden zwei oder mehr Antennen für den Empfang benötigt. Dies kann folgende Gründe haben:

- Es sollen Sender im VHF- und UHF-Bereich empfangen werden
- Es sollen Sender von verschiedenen Standorten empfangen werden

Die von den verschiedenen Antennen stammenden Signale werde im Regelfall über eine am Antennentragwerk installierte Weiche zu einem Gesamtsignal zusammengefaßt, so daß nur eine Leitung bis zur Antennensteckdose, also der Anschlußdose für das Teilnehmergerät, erforderlich ist.

Da jeder Empfänger für seine bestimmungsgemäße Funktion einen Mindestwert des hochfrequenten Signals von der Antenne benötigt, ist häufig der Einsatz von Verstärkern unumgänglich, um diese Vorgabe zu erreichen. Dies gilt besonders auch dann, wenn eine größere Zahl von Empfängern versorgt

4

4

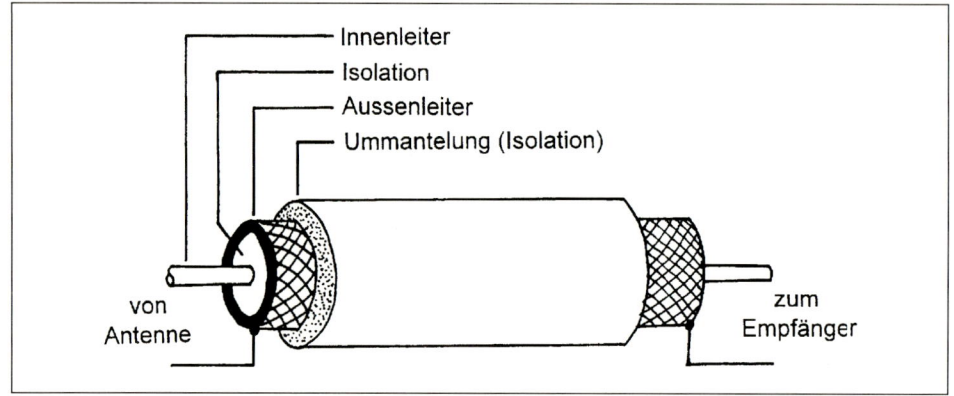

Abb. 4.15 Koaxialkabel

werden soll, also mehrere Antennensteckdosen zu berücksichtigen sind.

Im einfachsten Fall ist das Verteilnetz so aufgebaut, daß alle Antennensteckdosen der Reihe nach in den Weg des Koaxkabels geschaltet werden. Abhängig von der Lage der Antennensteckdosen kann aber auch die Aufteilung in zwei oder mehr Wege mit Hilfe von Verteilerweichen sinnvoll sein. In *Abb. 4.16* ist das einfachste Beispiel einer solchen Antennenanlage dargestellt.

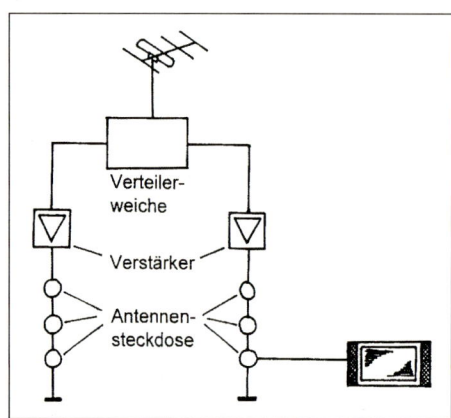

Abb. 4.16 Antennenanlage (Beispiel)

Eine Antennenanlage funktioniert dann einwandfrei, wenn an jeder Antennensteckdose für das hochfrequente Signal einerseits ein Mindestwert erreicht oder überschritten ist, andererseits aber stets die Unterschreitung eines Größtwertes vorliegt. Dies gilt natürlich für alle vorgesehenen Empfangsfrequenzen. Es gilt somit folgende Forderung:

> Der Spannungspegel muß an jeder Antennensteckdose im Bereich der vorgesehenen Empfangsfrequenzen zwischen einem Minimal- und Maximalwert liegen.

Bei dieser Vorgabe ist zu berücksichtigen, daß bei Koaxkabeln das übertragene Signal eine von der Länge abhängige Dämpfung erfährt. Es gilt:

> Die Dämpfung des Signals nimmt linear mit der Länge des Kabels zu.

Verteilerweichen und Antennensteckdosen weisen ebenfalls Dämpfung auf, es handelt sich jedoch um konstante Werte.

72

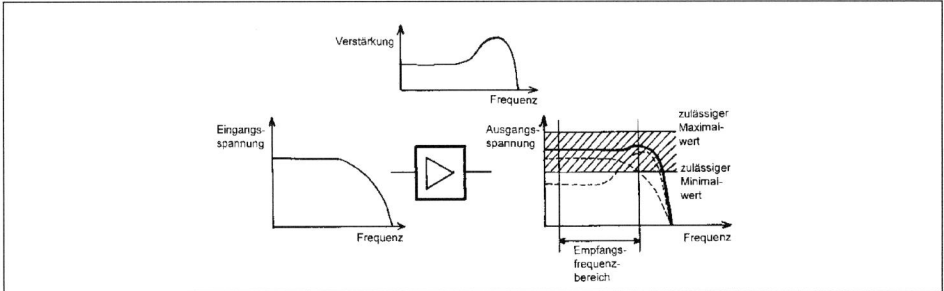

Abb. 4.17 Kompensation der frequenzabhängigen Dämpfung durch Verstärker

Aus physikalischen Gründen steigt bei allen Komponenten mit zunehmender Frequenz die Dämpfung an. Dies führt zu einer frequenzmäßigen „Schräglage", so daß unter Umständen die Bedingung für den Pegel nicht für alle Frequenzen eingehalten wird. Diese Problematik ist durch Einsatz eines Verstärkers lösbar, wenn dessen Frequenzgang so gewählt wird, daß er die größeren Frequenzen mehr verstärkt als die kleineren Frequenzen. Dabei muß er selbstverständlich ausreichende Bandbreite aufweisen, um den gewünschten Empfangsfrequenzbereich verarbeiten zu können (*Abb. 4.17*).

Werden durch Fehler oder Verwendung falscher Komponenten vorstehende Kriterien nicht erfüllt, dann führt dies zu folgenden Auswirkungen:

● Wird der minimal erforderliche Signalpegel an der Antennensteckdose unterschritten, dann tritt im Bild mehr oder weniger starkes Rauschen (sog. Schnee) auf oder das Bild ist überhaupt nicht mehr erkennbar.
● Wird der maximal zulässige Signalpegel an der Antennensteckdose überschritten, dann treten im Bild mehr oder weniger starke Verzerrungen auf. Verbunden ist dies im Regelfall mit einer Zunahme des Kontrastes und Farbänderungen.

Wie bei den meisten anderen technischen Systemen ist es auch bei Antennenanlagen wichtig, daß diese gegen Einstrahlungen ausreichend resistent sind, weil hier sonst direkt sichtbare Störwirkungen auftreten. Über die Antenne bzw. Antennen einwirkende Störsignale können nur bedingt beeinflußt werden, ohne die Nutzsignale zu beeinträchtigen. Da jedoch für den Empfang bekanntlich Antennen mit Richtwirkung verwendet werden, ist unter Umständen durch Änderung der Ausrichtung eine Verbesserung erreichbar. Es kann im Bedarfsfall auch sinnvoll sein, die vorhandene Antenne gegen eine Antenne mit stärkerer Richtwirkung auszutauschen. Das aufgezeigte „Ausblendungsverfahren" ist funktionsbedingt bei in Senderrichtung liegenden Störquellen nicht anwendbar.

Von besonderer Wichtigkeit auf der Antennenseite ist auch eine besonders gute Erdung des Antennenmastes. Es handelt sich dabei um eine unbedingt erforderliche Blitzschutzmaßnahme, wobei die Verbindung zur Erde mit einem Leiter erfolgen muß, der wenigstens einen Querschnitt von 16 mm^2 aufweist.

4

Da durch Blitzeinschläge an der Antennenanlage (und ggf. am Gebäude) erhebliche Schäden hervorgerufen werden könnten, sollten Erdungsmaßnahmen stets nur vom Fachmann vorgenommen werden.

Damit bei dem leitungsgebundenen Verteilsystem einer Antennenanlage keine hochfrequenten Störquellen einstrahlen können, muß auf dem gesamten Weg ausreichende Abschirmung sichergestellt werden. Beim Koaxkabel liegt konstruktionsbedingt durch den Außenleiter eine durchgängige Abschirmung vor, für alle anderen Komponenten müssen entsprechende Bauformen gewählt werden. So bieten sich Verstärker mit metallischen Gehäusen an, Verteilerweichen mit Blechummantelung, aber auch Antennensteckdosen mit hohem Schirmungsgrad. Es sollten dabei aber auch nicht die Anschlußleitungen vergessen werden, also die Verbindungen zwischen Antennensteckdose und Antenneneingang des Empfängers.

Da jede Leckstelle in der Abschirmung die Einwirkung eines potentiellen Störers ermöglicht, sollten solche Defekte durch sorgfältige Installation der Anlage unbedingt vermieden werden.

Praxis-Tip

■ Zulässigen Pegelbereich an den Antennensteckdosen einhalten
■ Antennenausrichtung gegen Störeinflüsse optimieren
■ Im Bedarfsfall Antennen mit stärkerer Richtwirkung einsetzen
■ Fachtechnisch einwandfreie Erdung des Antennenmastes realisieren
■ Durchgängigkeit der Abschirmung des Verteilsystems sicherstellen

4.7 Störeffekte bei Kabelanlagen

Kabelanlagen sind technische Systeme, die „Rundfunk aus der Steckdose" bieten. Der Teilnehmer benötigt dabei weder Antennen für den terrestrischen Empfang, noch für den Satellitenempfang. Das aus Fernseh- und Hörfunkprogrammen bestehende Programmpaket wird nämlich per Kabel von einem zentralen Einspeisepunkt den Anschlußdosen der Teilnehmer zugeführt.

Kabelanlagen sind also leitungsgebundene Verteilsysteme für Rundfunkprogramme. Dabei spielt es keine Rolle, ob diese terrestrisch oder vom Satelliten empfangen oder auf andere Weise dem Einspeisepunkt zugeführt wurden. Die marktbeherrschende Stellung hat bei den Kabelanlagen die Deutsche Telekom AG. Als Bezeichnung dieser Anlagen wurde zuerst „BK-Netz" verwendet, wobei BK für den Begriff Breitbandkommunikation steht. Danach bürgerte sich die Bezeichnung „Breitbandverteilnetz" ein, die inzwischen durch „T-MediaNet" abgelöst wird.

Die Besonderheit dieser Telekom-Netze besteht darin, daß sie das Signal nur bis zu einer definierten Schnittstelle im Gebäude liefern. Es handelt sich um den als Hausübergabepunkt (HÜP) bezeichneten Anschluß, ein unscheinbar kleines graues Kästchen, das im Regelfall im Keller montiert ist. Für das Leitungsnetz, mit dem von HÜP aus das Signal zu den Anschlußdosen der Teilnehmer verteilt wird, gilt die Bezeichnung Hausverteilanlage (HVtA). Sie gehört nicht in den Zuständigkeitsbereich der Telekom, sondern in den des Hauseigentümers. Für Aufbau und Betrieb wird in den meisten Fällen ein Fachbetrieb beauftragt. Es sind allerdings auch „Eigenleistungen" zulässig.

Bedingt durch die Entwicklung der Breitbandverteilnetze seit Anfang der 80er Jahre wird bis zu den Hausübergabepunkten von der Netzebene 3 gesprochen, während für die Hausverteilanlagen die Bezeichnung Netzebene 4 gilt. Die Anschlußleitung von der Anschlußdose zum Fernseh- oder Radiogerät ist deshalb die Netzebene 5, als letztes Glied der Übertragungskette.

Die Signale in Kabelanlagen der Telekom liegen im Frequenzbereich zwischen 47 MHz und 446 MHz. Für Hörfunkprogramme wird der übliche UKW-Bereich (87,5 ... 108 MHz) genutzt. Die Übertragung der Fernsehprogramme erfolgt einerseits auf den üblichen VHF-Fernsehkanälen (K 2 ... K 12), andererseits aber auch auf den sog. Sonderkanälen, die durch den Buchstaben „S" gekennzeichnet werden. Es sind dafür folgende Bereiche festgelegt:

- S 2 ... S 10, Unterer Sonderkanalbereich (111 ... 174 MHz)
- S 11 ... S 20, Oberer Sonderkanalbereich (230 ... 300 MHz)
- S 21 ... S 38, Hyperband (302 ... 446 MHz)

Vorstehende Kanäle zeichnet als Besonderheit aus, daß sie nur in Kabelanlagen verwendet werden können, weil die Frequenzen ansonsten Funkdiensten zugeordnet sind. Daraus läßt sich bereits erkennen, daß Probleme der Verträglichkeit zwischen diesen Kabelfrequenzen und den entsprechenden Funkfrequenzen auftreten können.

Bezüglich der Sonderkanäle gelten folgende Anmerkungen:

- Das Fernsehgerät muß die Sonderkanäle empfangen können, also sonderkanaltauglich sein. Dies ist zwar bei neuen Geräten Stand der Technik, bei alten Fernsehgeräten kann dieses Leistungsmerkmal allerdings fehlen.
- Die Sonderkanäle S 2 und S 3 werden derzeit noch für die Übertragung des Digitalen Satellitenradios (DSR) genutzt. Die Änderung dieser Belegung zu Gunsten des Fernsehens ist allerdings vorgesehen.
- Da das Hyperband erst später als die beiden anderen Sonderkanalbereiche festgelegt wurde, können auch nur neuere Fernsehgeräte für diesen Bereich eingesetzt werden. Solche Geräte sind dann üblicherweise mit dem Merkmal „Hyperbandtuner" gekennzeichnet.
- Das Hyperband ist von der Deutschen Telekom AG für die Übertragung des digitalen Fernsehens (DVB) vorgesehen. Bedingt durch den Mangel an Kanälen für das analoge Fernsehen werden derzeit die Kanäle S 21 bis S 25 für Fernsehprogramme im bisherigen PAL-Standard verwendet, so daß erst ab Sonderkanal S 26 die Nutzung für DVB gegeben ist.

In *Abb. 4.18* ist das für Kabelanlagen genutzte Spektrum zusammenfassend dargestellt.

Der dem jeweiligen Hausübergabepunkt (HÜP) zugeführte Frequenzbereich muß verständlicherweise durch die Hausverteilanlage

4

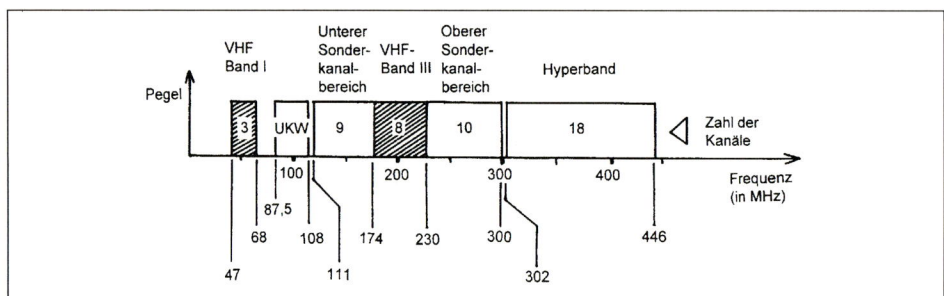

Abb. 4.18 Frequenznutzung bei Kabelanlagen

(HVtA) mit unverminderter Qualität bis zu den Anschlußdosen der Teilnehmer geführt werden. Hier hat sich in der Praxis folgende Erkenntnis gezeigt:

Es sind noch nicht alle Hausverteilanlagen für das Hyperband ausgelegt, obwohl es über die Netzebene 3 von der Deutschen Telekom AG allen Hausübergabepunkten zugeführt wird.

Der bei einer Hausverteilanlage erforderliche technische Aufwand ist davon abhängig, wie viele Haushalte versorgt werden. Dabei kann es sich um wenige Teilnehmeranschlüsse handeln oder um mehrere hundert zu versorgende Haushalte, wobei dort jeweils natürlich auch mehr als eine Anschlußdose möglich ist.

Da am Hausübergabepunkt das breitbandige hochfrequente Signal mit einem festgelegten Spannungswert zur Verfügung steht und die Empfänger am Antenneneingang einen Spannungswert benötigen, der in einem vorgegebenen Bereich liegt, muß die Hausverteilanlage entsprechend aufgebaut werden, um diese Bedingung zu erfüllen. Bei größeren Anlagen ist dabei der Einsatz von Verstärkern unumgänglich.

Das wichtigste Problem stellt bei Kabelanlagen die Einstrahlungsfestigkeit dar, also das Verhalten gegen die Einwirkung hochfrequenter Störsignale. Bei der Netzebene 3 (also vor dem Hausübergabepunkt) ist stets ausreichende Einstrahlungsfestigkeit gegeben, bei den Netzebenen 4 und 5 sind dagegen in der Praxis zum Teil erhebliche Defizite feststellbar. Die Ursache liegt stets in nicht ausreichend realisierter Abschirmung. Es sind nämlich folgende Bedingungen zu erfüllen:

- Die Abschirmung muß alle Komponenten der Netzebenen 4 und 5 umfassen
- Durch sorgfältige Installation ist sicherzustellen, daß die Abschirmung durchgängig wirksam ist (*Abb. 4.19*)
- Die gesamte Abschirmungsmaßnahme soll sicherstellen, daß mindestens eine elektrische Feldstärke von 200 mV/m einwirken kann, ohne Störwirkungen hervorzurufen

Um die gewünschte Abschirmung erzielen zu können, müssen zuerst einmal die richtigen Komponenten bzw. das richtige Material gewählt werden. Als wesentliche technische Spezifikation ist dabei das sog. Schirmdämpfungsmaß zu berücksichtigen. Es wird in

76

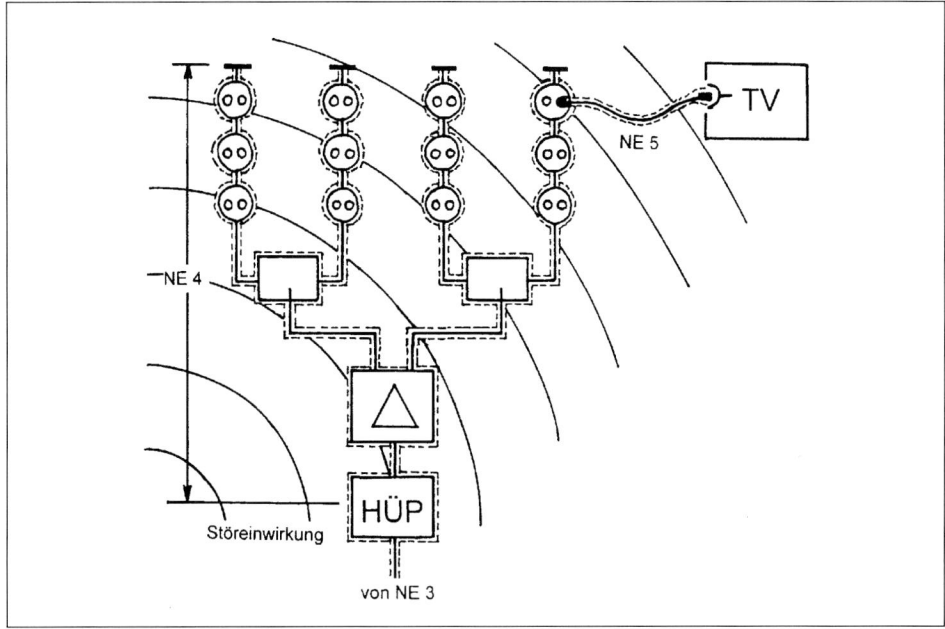

Abb. 4.19 Abschirmung bei Kabelanlagen

Dezibel (dB) angegeben, einer Pseudomaß-einheit für das Verhältnis gleichartiger physikalischer Größen (z.B. Spannung). Als Merkregel für die Praxis gilt:

> Das Schirmdämpfungsmaß der Komponenten und des Materials für die Netzebenen 4 und 5 soll mindestens 75 dB betragen, der Wert von 85 dB ist anzustreben.

Verständlicherweise ist es wenig hilfreich, die besten Komponenten und das beste Material zu verwenden, wenn die Installation nicht fachgerecht erfolgt. Dies gilt besonders für die Masseanschlüsse bzw. Masseverbindungen. Wird hierbei nämlich nicht sorgfältig gearbeitet, dann ergeben sich im Gesamtsystem Leckstellen. Durch diese wirken nicht nur die

Störquellen auf die Anlage ein, sondern es tritt auch umgekehrt eine Störwirkung durch die Anlage auf.

Vorstehend aufgezeigte Situation ist besonders bei den Sonderkanälen von Bedeutung, weil eine Kollision zwischen Rundfunkprogrammen und anderen Funkdiensten auftritt. Zu starke Störungen eines Funkdienstes durch eine Kabelanlage können dazu führen, daß der weitere Betrieb der verursachenden Anlage von der Regulierungsbehörde für Telekommunikation und Post (Reg TP) bis zur Beseitigung des Mangels untersagt wird.

Bei der Neuplanung einer Kabelanlage sind die Forderungen hinsichtlich der Abschirmung und der Pegel unmittelbar einplanbar, bei existierenden Anlagen, welche die Bedingungen nicht vollständig erfüllen, heißt das Zauberwort „Nachrüstung". So ist häufig schon der Tausch des vorhandenen Empfänger-Anschlußkabels gegen eine ausreichend geschirmte Version äußerst hilfreich. Im Bedarfsfall sind aber auch Anschlußdosen, Verstärker, Verteilerweichen und andere Komponenten gegen bessere Typen austauschbar, allerdings ist dies nicht zum Nulltarif möglich.

Aufwendiger gestaltet es sich, wenn im Bedarfsfall das verwendete Koaxkabel gegen eine Version mit größerem Schirmdämpfungsmaß getauscht werden soll. Solange die Kabel jedoch in Leerrohren verlegt sind, ist das Auswechseln noch relativ einfach, wenn auch zeitaufwendig. Bei fest in der Wand verlegten Kabeln ist verständlicherweise ein Austausch nicht sehr sinnvoll. Die dann erforderliche Neuverlegung kann dabei unter Umständen auch an der Außenseite des Gebäudes erfolgen, allerdings muß dann bei jeder Wohnung das Kabel durch die Wand geführt werden.

Der grundsätzliche Bedarf von Nachrüstungen einer Kabelanlage läßt sich durch Feldstärkemessungen ermitteln. Bei dem Austausch von Komponenten kann dabei auch die Erweiterung auf das Hyperband erfolgen, wenn die Anlage nur bis 300 MHz ausgelegt ist. Diese frequenzmäßige Erweiterung der Kapazität würde dann hauptsächlich den bzw. die Verstärker betreffen.

4.8 Störeffekte bei Satellitenempfangsanlagen

Seit einigen Jahren besteht auch die Möglichkeit, eine große Programmvielfalt von Satelliten empfangen zu können. Für deutschsprachige Fernseh- und Hörfunkprogramme sind dabei besonders die Satellitenfamilien Astra und Eutelsat (Hot Bird) von Interesse.

Beim Satellitenempfang befindet sich der Sender im Gegensatz zum terrestrischen Rundfunk nicht auf der Erde, sondern von Europa aus gesehen ca. 40.000 km entfernt in knapp 36.000 km Höhe über dem Äquator im jeweiligen Satelliten. Von dort wird das hochfrequente Signal mit stark bündelnden Antennen zur Erde abgestrahlt. Dabei kommen Frequenzen im Bereich 10,7 GHz bis 12,75 GHz zum Einsatz.

Für den Empfang von Satellitenprogrammen sind grundsätzlich drei Komponenten erforderlich, nämlich die Satellitenantenne, die Verbindungsleitung und der Satellitenempfänger. Die Antenne wird dabei auch als Außeneinheit bezeichnet, während es sich beim Empfänger um die Inneneinheit handelt (*Abb. 4.20*). Diese Bezeichnungen zeigen eindeutig die Positionierung dieser Baugruppen.

Praxis-Tip

- Anlage für den Gesamtbereich 47 ... 446 MHz dimensionieren
- Schirmdämpfungsmaß von mindestens 75 dB (besser 85 dB) für die Netzebenen 4 und 5 durchgängig sicherstellen
- Unzureichende Abschirmung durch entsprechende Nachrüstung auf den erforderlichen Stand bringen
- Existierende Anlage im Bedarfsfall für das Hyperband erweitern

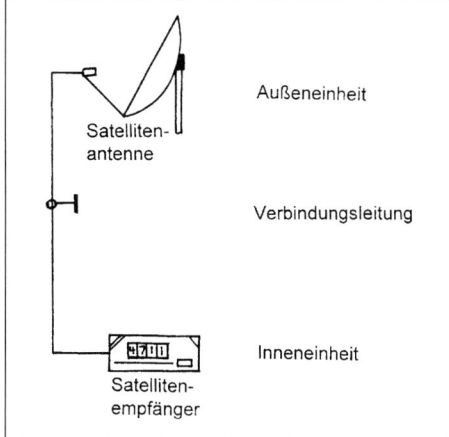

Abb. 4.20 Grundstruktur von Satellitenempfangsanlagen

Die Antenne einer Satellitenempfangsanlage hat zwei Hauptfunktionen:

- Empfang des hochfrequenten Signals vom Satelliten
- Umsetzung des empfangenen Signals auf die Satelliten-Zwischenfrequenz (Sat-ZF). Diese umfaßt den Bereich 950...2150 MHz, eine Erweiterung bis 2400 MHz wird in Einzelfällen auch bereits realisiert

Wegen der großen Entfernung zum Satelliten muß die Antenne der Satellitenempfangsanlage stark bündeln, um ausreichende Mengen hochfrequenter Energie aus dem elektromagnetischen Feld aufnehmen zu können. Dies wird durch Fokussierung mit Hilfe eines Parabolspiegels erreicht, da sich bei dieser Form des Reflektors die aufgenommene Energie in einen Brennpunkt konzentriert. Es handelt sich um denselben physikalischen Effekt, der auch bei Scheinwerfern von Autos zur Anwendung kommt.

4

Für den Durchmesser des Parabolspiegels gilt folgende grundsätzliche Abhängigkeit:

Je größer der Durchmesser des Parabolspiegels, desto stärker ist der Bündelungseffekt.

Da Antennen mit großen Parabolspiegeln hinsichtlich der Montage aufwendiger sind und außerdem auch höhere Kosten als kleinere Antennen verursachen, ist es sinnvoll, den kleinstmöglichen Durchmesser des Parabolspiegels anzustreben. Dabei sind folgende Kriterien zu berücksichtigen:

- Im Brennpunkt des Parabolspiegels befindet sich das Speisesystem, welches die elektromagnetische Energie in eine hochfrequente Spannung wandelt. Dieses Speisesystem enthält dafür entsprechend dimensionierte Halbleiterelektronik und wird meistens nur noch mit der Abkürzung LNB bezeichnet, die für die Funktionsbezeichnung „low noise block converter" steht.

Jeder LNB ist durch eine wesentliche Angabe spezifiziert. Es handelt sich um das sog. Rauschmaß, häufig auch mit dem englischen Begriff „noise figure" bezeichnet. Das Rauschmaß beschreibt, wieviel störendes Rauschsignal der LNB selber produziert. Als Maßeinheit gilt auch hier wieder das Dezibel (dB), also das dimensionslose Verhältnis gleichartiger physikalischer Größen.

Während zu Beginn des Satellitenempfangs das Rauschmaß der LNBs bei 3 dB lag, ist inzwischen der Wert 0,8 dB typisch. Dies hat folgenden Vorteil: Aus physikali-

4

schen Gründen kann der Durchmesser des Parabolspiegels um so kleiner werden, je kleiner das Rauschmaß des LNBs ist. Es besteht also eine unmittelbare Abhängigkeit zwischen dem Durchmesser des Parabolspiegels und dem Rauschmaß des LNB.

● Satellitenempfang wird auch von den Witterungsverhältnissen beeinflußt, weil das vom Satelliten kommende Signal auch alle Wolkenformationen durchdringen muß, die stets aus Wasser in unterschiedlichen Aggregatzuständen (Eis, Schnee, flüssig, dampfförmig) bestehen. Durch diese Konstellation tritt allerdings eine Dämpfung des Empfangssignals auf, was durch einen größeren Durchmesser des Parabolspiegels und/oder ein geringeres Rauschmaß des LNBs kompensiert werden muß.

Bei Angaben von Satellitenbetreibern, Geräteherstellern und/oder Programmveranstaltern über den erforderlichen Durchmesser des Parabolspiegels ist meistens kein Bezug auf das Rauschmaß des LNBs angegeben, außerdem gelten die Angaben üblicherweise für den optimistischen Fall, daß klarer Himmel gegeben ist, weshalb auch die Bezeichnung „clear sky condition" gilt. Diese Schönwetterbedingung stellt in der Realität jedoch die Ausnahme dar. Durch Wahl des nächstgrößeren Durchmessers des Parabolspiegels sollte eine solche Systemreserve geschaffen werden, so daß auch bei schlechter Witterung gute Bildqualität vorhanden ist. In der Praxis haben sich dabei Durchmesser von 60 ... 80 cm bewährt.

Das typische Merkmal für einen unzureichenden Wert des von der Antenne gelieferten hochfrequenten Signals sind neben dem Ausfall der Farbe wechselnde Raster von kurzen Strichen mittlerer Stärke. Sie können in weiß oder schwarz auftreten und werden wegen der Erscheinungsform üblicherweise als „Fischchen" bezeichnet.

● Systembedingt gibt es bei Parabolspiegeln nur einen Brennpunkt. Damit durch den LNB der maximale Spannungswert erreicht werden kann, ist es erforderlich, den Spiegel genau auf den Satelliten auszurichten. Dazu muß allerdings theoretische Sichtverbindung zum Satelliten möglich sein, wobei es sich immer um Südrichtung handelt. Dies ist jedoch bedingt durch Gebäude, Geländestruktur (z.B. Berge) und/oder Bewuchs (z.B. Wald) in unmittelbarer Nähe des Empfangsortes nicht immer gegeben.

Bei ungünstigen Randbedingungen ist somit der Satellitenempfang unmöglich. In solchen Fällen kann natürlich versucht werden, durch Änderung der Position der Satellitenantenne die Situation zu verbessern.

● Jeder für Rundfunk interessante Satellit steht über dem Äquator auf einer als Orbitposition bezeichneten festgelegten Gradposition, wobei die Zählung von dem durch Greenwich verlaufenden Längengrad 0° (Nullmeridian) nach Osten und Westen erfolgt. Liegen nun zwei (oder mehr) Satelliten mit ihren Orbitpositionen nicht zu weit auseinander, dann

4

können sie mit einem einzigen Parabolspiegel empfangen werden, wobei für jeden Satelliten allerdings ein eigener LNB erforderlich ist. Es gilt für dieses Konzept die Bezeichnung Multifeed, was übersetzt Mehrfachspeisung heißt.

Bei Multifeed-Systemen sind die LNBs nebeneinander angeordnet, wobei nur für einen Satelliten der Brennpunkt des Parabolspiegels verfügbar ist. Die elektromagnetischen Felder des anderen bzw. der anderen Satelliten fallen schräg dazu ein, was als Schielung bezeichnet wird. Da sie neben dem Brennpunkt des Parabolspiegels vom jeweiligen LNB aufgenommen werden, verringert sich der Bündelungseffekt der Antenne. Damit von allen für den Empfang vorgesehenen Satelliten ein ausreichendes hochfrequentes Signal erreichbar ist, muß der Durchmesser des Parabolspiegels deshalb gegenüber dem Empfang nur eines Satelliten größer gewählt werden. So sollte bei der typischen Konstellation des Multifeed-Empfangs der Satelliten Astra und Eutelsat (Hot Bird) ein Durchmesser von 80 ... 100 cm gelten, während für den Einzelempfang bereits 60 ... 80 cm ausreichen.

Außer den vorstehend aufgezeigten Problemstellungen kann beim Satellitenempfang auch noch eine weitere Störsituation auftreten und zwar durch Richtfunkverbindungen. Diese arbeiten als terrestrischer Funkdienst im selben Frequenzbereich und stellen Punkt-zu-Punkt-Verbindungen dar. Dabei wird wie beim Satellitenfunk mit stark bündelnden Antennen gearbeitet.

Da es in Deutschland ein umfangreiches Richtfunknetz gibt, kann es in Einzelfällen vorkommen, daß quer zur Empfangsrichtung zum Satelliten eine Richtfunkstrecke verläuft. Dabei ist in den meisten Fällen ein ungestörter Rundfunkempfang vom Satelliten nicht mehr realisierbar.

Das vom LNB erzeugte Signal mit der Sat-ZF (950 ... 2150 ... 2400 MHz) liegt im GHz-Bereich und weist mindestens 1100 MHz Bandbreite auf. Die Verbindungsleitung zum Satellitenempfänger, häufig auch als Satelliten-Receiver bezeichnet, muß diesen Randbedingungen Rechnung tragen. Erst einmal ist es erforderlich, daß er bis 2150 MHz bzw. 2400 MHz übertragen kann, außerdem soll die Dämpfung des Signals bis zu dieser Frequenz möglichst klein sein. Dieser Wert wird in dB/100 m (also in Dezibel pro 100 Meter) angegeben. Je kleiner die dB-Angabe, desto besser ist die Leitung.

Um eine Störbeeinflussung durch Einstrahlung zu vermeiden, ist es erforderlich, die Verbindungsleitung zwischen Satellitenantenne und Satellitenempfänger als Koaxialkabel auszuführen. Bei den Steckverbindungen des Kabels am LNB ist dabei unbedingt zu berücksichtigen, daß diese Verbindung wetterfest ausgeführt sein muß. Ansonsten treten durch Einflüsse von Feuchtigkeit schnell Empfangsstörungen auf.

Das letzte Glied der Kette stellt bei der Satellitenempfangsanlage der Satellitenempfänger dar. Er selektiert aus der Sat-ZF das gewünschte Programm und führt die Umsetzung auf das Videosignal durch. Dieses wird dann über Kabel mit den bereits bekannten SCART-Steck-

4

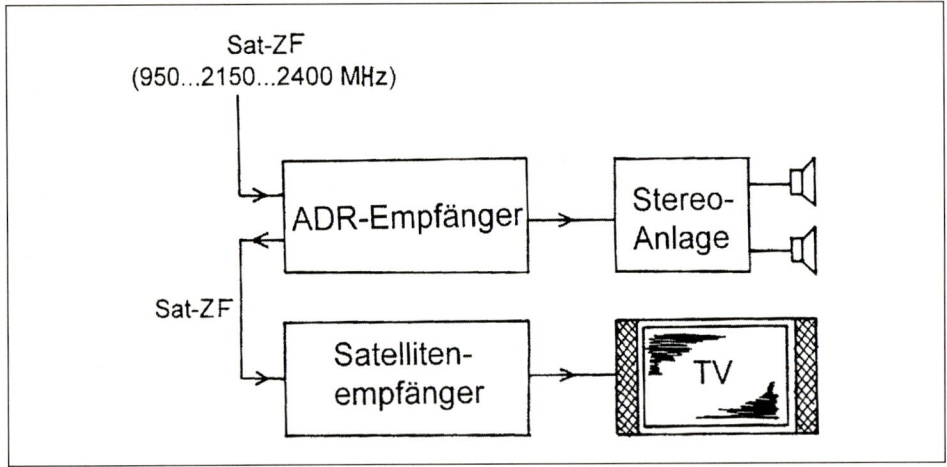

Abb. 4.21 Satellitenempfang für Fernsehen und ADR

verbindungen dem Fernsehgerät zur Wiedergabe zugeleitet. Das Gerät arbeitet dabei nicht als Empfänger, sondern als Monitor.

Bei den meisten der via Satelliten Astra übertragenen Fernsehkanälen werden mit Hilfe sog. Unterträger Hörfunkprogramme digital übertragen. Dies geschieht mit einer der CD vergleichbaren Qualität. Das Verfahren wird als ADR [Astra Digital Radio] bezeichnet und erfordert eine entsprechende Empfangseinrichtung.

Bei neueren Satellitenempfängern ist das ADR-Empfangsteil integriert, bei den meisten Satellitenempfangsanlagen ist jedoch für den ADR-Empfang die Nachrüstung mit einem ADR-Empfänger erforderlich. Dabei wird die Satelliten-Zwischenfrequenz (Sat-ZF) zuerst der Komponente für ADR zugeführt und dann dem Satellitenempfänger. Das Ausgangssignal des ADR-Empfängers gelangt dann zur Stereo-Anlage, am Ausgang des Satellitenempfängers ist das Fernsehgerät angeschlossen (*Abb. 4.21*).

Wegen der großen Frequenzen treten Störungen der hochfrequenten Nutzsignale durch Einstrahlung bei Satellitenempfängern bzw. ADR-Empfängern nur in Ausnahmefällen auf. Jedoch können die in den Geräten zur

Praxis-Tip

■ Möglichst große Durchmesser beim Parabolspiegel der Satellitenantenne verwenden
■ LNBs mit möglichst kleinem Rauschmaß einsetzen
■ Reserven für Schlechtwetter-Empfang einplanen
■ Bei Multifeed-Empfang größeren Durchmesser beim Parabolspiegel der Satellitenantenne vorsehen
■ Verbindungskabel mit minimaler Dämpfung nutzen
■ Bei Einstrahlungen auf die Empfangsgeräte Abschirmung verwenden und/oder Aufstellungsort ändern
■ Netzfilter gegen Störspannungen über die Netzleitungen verwenden

Steuerung eingesetzten Prozessoren mit ihren Taktfrequenzen im MHz-Bereich ggf. durch Einstrahlung betroffen sein. Hier ist durch Abschirmung und/oder Änderung des Aufstellungsortes der Geräte gegebenenfalls Abhilfe möglich.

Bei Störsignalen über die Netzleitung (z.B. Spannungsspitzen) bieten sich die bereits behandelten Netzfilter an.

4.9 Störeffekte bei Computern

Bei den typischen Computern handelt es sich eigentlich um eine Zusammenschaltung mehrerer Komponenten. Die folgende Zusammenstellung zeigt die wichtigsten Teile dieses technischen Systems auf.

- Prozessor (mit Main Bord und Steckkarten)
- Monitor
- Tastatur
- Drucker
- CD-ROM-Laufwerk
- Modem
- Maus
- Scanner
- Lautsprecher
- Bandlaufwerke (z.B. für Datensicherung)

Die Verbindung zwischen allen Komponenten erfolgt durch geeignete Kabel, wobei diese im Regelfall eine Abschirmung aufweisen. Es werden dabei stets standardisierte Steckverbindungen verwendet.

Computer weisen inzwischen große Arbeitsgeschwindigkeiten auf, so daß Taktraten bis über 300 MHz auftreten. Dieses recht hochfrequente Signal tritt in fast allen der beschriebenen Komponenten des Computers auf. Beim Monitor, also dem Bildschirmgerät, ergeben sich außerdem noch durch den zeilenweisen Aufbau des Bildes und eine Bildwechselfrequenz im Bereich 50 ... 100 Hz (d.h. es werden 50 ... 100 Bilder pro Sekunde dargestellt) niederfrequente magnetische Felder. Dies gilt jedoch nur, wenn eine Elektronenstrahlröhre im Monitor verwendet wird, weil die Ablenkung des Elektronenstrahls über Spulen erfolgt. Bei Flüssigkristall- oder Plasma-Anzeigen, wie sie bei Laptops zum Einsatz kommen, ist diese Situation nicht gegeben.

Da es sich bei dem Taktsignal nicht um sinusförmige sondern im Idealfall um rechteckförmige Spannungsverläufe handelt, bedeutet dies ein hochfrequentes Signal mit vielen Spektralanteilen. Der Grund liegt darin, daß zwar jede sinusförmige Spannung nur eine Spektrallinie bewirkt, sich rechteckförmige Spannungsverläufe jedoch als Summe von Sinuskurven mit verschiedenen Frequenzen darstellen, und damit bei jeder dieser Frequenzen eine Spektrallinie auftritt (*Abb. 4.22*).

Das so bewirkte hochfrequente Signal kann durch einstrahlende elektromagnetische Felder gestört werden, allerdings auch selbst als Störquelle wirken. Die Einstrahlung auf den Computer kann durch Geräte erfolgen, die in den Haushalten typisch verfügbar sind. Dazu zählen Mobilfunkgeräte (Handys), schnurlose Telefone, Fernsehgeräte und sonstige funk-

4

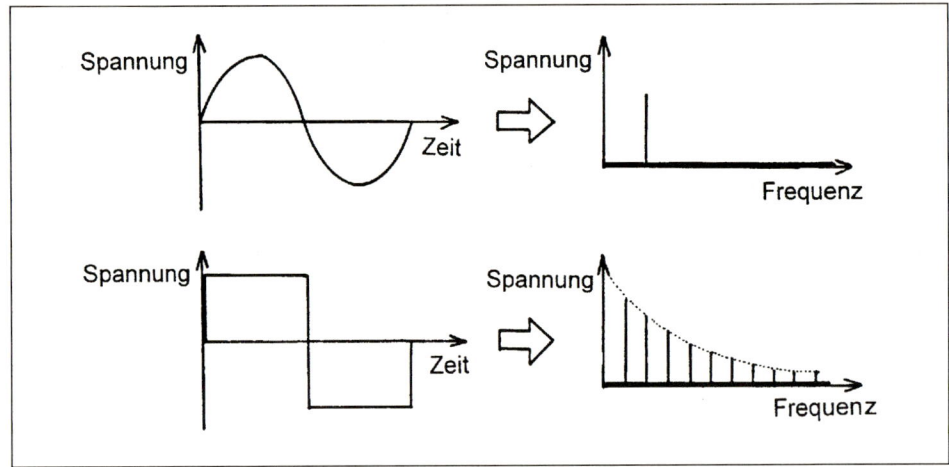

Abb. 4.22 Spannungsverlauf und Spektrum

technische Einrichtungen. Das Signal kann unmittelbar auf die Komponenten des Computers und/oder die Verbindungsleitungen zwischen diesen wirken. Dabei treten Störeffekte nur im Betriebsfall dieser Geräte auf.

Als Auswirkung der Störbeeinflussung sind unterschiedliche Fehlfunktionen beim Computer möglich, ein Grenzfall ist der Systemabsturz. In vielen Fällen ergeben sich jedoch mangelhafte Ausführung des Programms oder falsche Ausgaben (z.B. auf dem Bildschirm). Da es sich um ein hochfrequentes Störsignal handelt, ist durch Abschirmung üblicherweise Abhilfe möglich. Bei den Verbindungsleitungen wird gegebenenfalls der Austausch gegen Kabel und Steckverbinder mit größerem Schirmungsmaß erforderlich. Die Abschirmung der verschiedenen Komponenten kann durch entsprechende Anordnung und Erdung elektrisch leitfähiger Flächen erfolgen.

Unter bestimmten Bedingungen mag es auch erforderlich sein, die Störwirkung durch Än-

derung der Position von Störquelle und Störsenke zueinander zu verhindern oder zumindest zu verringern. Solche Variationen bedeuten nichts weiter als die Verlängerung des Störweges und damit kleinere Störsignale.

Die vom Computer produzierten Taktsignale mit ihrem hochfrequenten Spektrum wirken bei unzureichender Abschirmung auch selber als Störquelle. Das führt bei zu geringer Entfernung beim Fernsehgerät unter Umständen zu Bildstörungen, während beim schnurlosen Telefon Störgeräusche möglich sind.

Neben der erwähnten Einstrahlung können Störungen auch über das Netz kommen. Hier sind besonders von der Sinusform der Netzspannung abweichende Spannungsspitzen kritisch, da diese ebenfalls Fehlfunktionen der betroffenen Komponente hervorrufen können. Ob bei der jeweiligen Netzversorgung solche Probleme bestehen, kann mit einem Oszilloskop unkompliziert gemessen werden.

Abhilfe gegen solche Unregelmäßigkeiten des Netzspannungsverlaufes bieten sog. Netzfilter, welche die störenden Anteile unterdrücken. Es handelt sich um Baugruppen, die zwischen Steckdose und Stecker des zu schützenden Gerätes geschaltet werden. Netzfilter können auch in Steckdosenleisten integriert sein, so daß gleichzeitig mehreren Geräten ein Netzfilter zur Verfügung steht.

Merkwürdiges

- ■ Durch Abschirmung hochfrequente Einstrahlung vermeiden
- ■ Großen Abstand zu hochfrequenten Störquellen realisieren
- ■ Gegen Spannungsspitzen bei der Netzspannung Netzfilter einsetzen

4.10 Störeffekte beim Kraftfahrzeug

Obwohl Kraftfahrzeuge im wesentlichen mechanische Systeme sind, weisen sie dennoch abhängig vom jeweiligen Typ eine Menge Elektrik und Elektronik auf. Dazu gehören folgende unverzichtbaren Komponenten:

- Zündanlage
- Generator (früher als Lichtmaschine bezeichnet)
- Beleuchtung
- Blinker
- Hupe
- Zeituhr
- Autoradio

- diverse elektrische Motoren (z.B. Antrieb für Benzinpumpe, Antrieb für Scheibenwischer, Antrieb für elektrischen Fensterheber, Antrieb für Außenspiegeleinstellung, ...)

Bei aufwendigerer Fahrzeugausstattung kommen zum Beispiel noch folgende Geräte hinzu:

- CD-Wechsler
- Bordcomputer
- Navigationssystem

Die Auflistung verdeutlicht, daß wegen der unterschiedlichen Funktionsgruppen, die in einem relativ begrenzten Raum installiert sind und alle bestimmungsgemäß funktionieren sollen, die Möglichkeit von Störbeeinflussungen unbedingt zu beachten ist. Dabei muß auch berücksichtigt werden, daß in jedem Fahrzeug die Stromversorgung über eine zentrale Batterie erfolgt und alle Komponenten über entsprechende Verkabelung mit dieser Spannungsquelle, zum Teil aber auch untereinander, verbunden sind.

Bei den aufgezeigten Komponenten stellen einige typische Störquellen dar, während andere fast ausschließlich Störsenken darstellen, also Schutz gegen die Störbeeinflussungen benötigen. Bei der Planung und Fertigung von Fahrzeugen wird zwar im Regelfall die Problematik des Elektrosmogs bezüglich der Erstausstattung berücksichtigt, bei Änderungen, Nachrüstungen oder auftretenden Funktionsmängeln spielen jedoch die vorstehend aufgezeigten Abhängigkeiten eine wichtige Rolle.

Funktionsbedingt stellen die Zündanlage, die verschiedenen Elektromotore und der Gene-

4

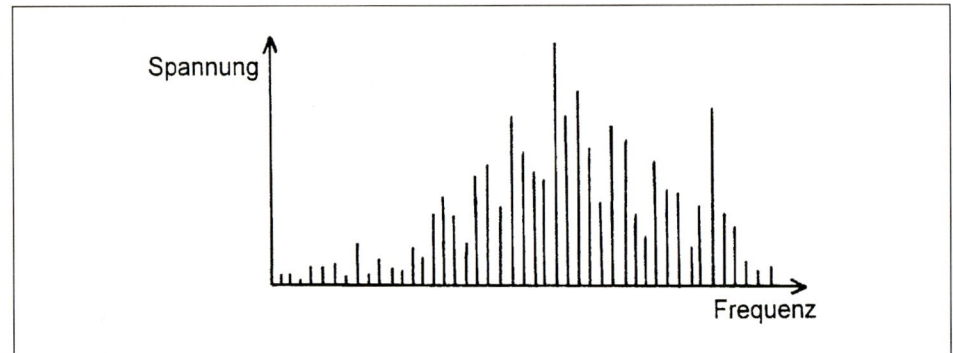

Abb. 4.23 Frequenzanteile bei Funken

rator potentielle Störquellen dar. In allen drei Fällen handelt es sich dabei um das Problem der Funkenbildung. Dies führt bekanntlich zu Störsignalen mit Anteilen bis weit in den Hochfrequenzbereich (*Abb. 4.23*), die als elektromagnetisches Feld abgestrahlt werden können. Außerdem ist auch noch die Verbreitung als Spannungsspitzen auf den Verbindungsleitungen (z.B. zur Batterie) möglich.

Die Bildung von Funken ist bei der Zündanlage systembedingt erforderlich, nämlich als Zünd-

funken für das Treibstoff-Luft-Gemisch im Motor des Fahrzeugs. Dafür wird die Gleichspannung der Batterie über den von der Nokkenwelle gesteuerten Unterbrecherkontakt für jeweils festgelegte kurze Zeiten der Zündspule zugeführt. Dabei handelt es sich von der Funktion her um einen Transformator, der auf der Eingangsseite für die Bordspannung von 12 V ausgelegt ist, während die Ausgangsseite eine Hochspannung im Bereich 15 ... 25 kV liefert. Der durch den Unterbrecherkontakt bewirkte 12-V-Spannungsimpuls wird auf diese Weise

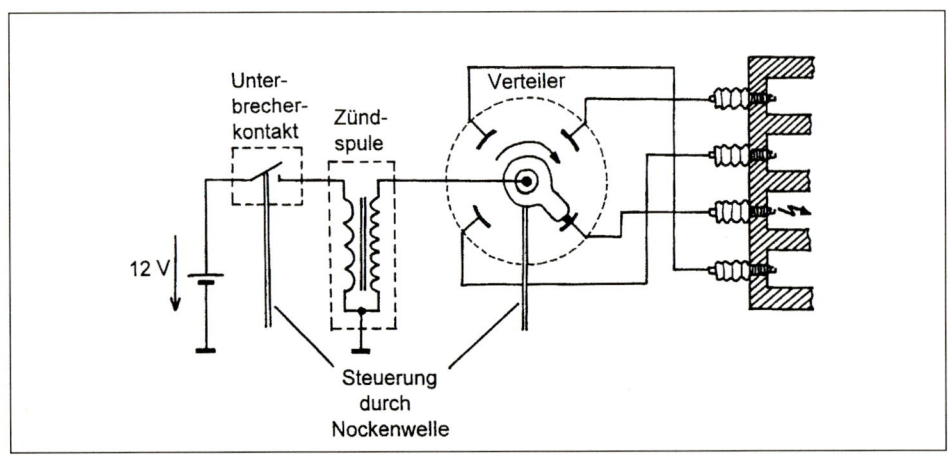

Abb. 4.24 Zündanlage für Kraftfahrzeug (Konzept)

in einen Hochspannungsimpuls umgesetzt, der dann mit Hilfe des Verteilers (ebenfalls von der Nockenwelle gesteuert) zur jeweils richtigen Zündkerze gelangt und sich dort als Zündfunke entlädt (*Abb. 4.24*).

Während die Zündkerze mit ihren Kontakten zur Entladung des Hochspannungsimpulses innerhalb des Motorblocks liegt und damit ausreichend geschirmt ist, muß dieser Schutz für Zündspule, Verteiler und Verbindungsleitungen durch besondere Abschirmmaßnahmen sichergestellt werden. Dazu zählt auch die Verwendung spezieller Zündkabel mit abgeschirmten Steckverbindungen.

Beim Generator und den verschiedenen Motoren (z.B. Scheibenwischermotor) ist stets am Anker (dem rotierenden Teil der Komponente) ein Stromwender (Kommutator) vorhanden, der aus mehreren, gegeneinander isolierten Segmenten besteht. Die Kontaktgabe zum stationären Teil erfolgt über Kohlebürsten, die mit Hilfe von Spiralfedern gegen den Kommutator gepreßt werden.

Bei der Drehbewegung des Ankers können zwischen den Kohlebürsten und den Segmenten Funken auftreten und zwar abhängig vom Anpreßdruck sowie dem Material der Kohlebürsten und dem Grad vorhandener Verunreinigung des Kontaktmaterials, weil dadurch Übergangswiderstände mit wechselnden Werten wirksam werden.

Aus derartigen Funken resultierende Störsignale und elektromagnetische Felder erfordern den Einsatz von Filtern und Abschirmungen.

4

Bei unzureichender oder fehlerhafter Funktion dieser Maßnahmen kann es zu Störeinwirkungen auf andere elektronische Komponenten im Fahrzeug kommen. Besonders kritisch ist dies beim Autoradio, Bordcomputer und Navigationssystem.

Die aufgezeigten möglichen Elektrosmog-Einflüsse führen beim Autoradio meistens zu Störgeräuschen beim empfangenen Signal. Diese können konstant sein oder Wechseln unterliegen, die regelmäßig oder unregelmäßig auftreten. Da das Störsignal im Regelfall über die Antenne aufgenommen wird, ist durch Abschirmung oder Filterung beim Gerät üblicherweise kaum Abhilfe möglich, es muß deshalb die Entstörung an der Quelle erfolgen.

In der Nähe leistungsstarker Funksender treten hohe Feldstärkewerte auf. Dadurch können bei allen elektronischen Komponenten im Fahrzeug trotz Abschirmung Störungen hervorgerufen werden. Abhilfe ist in diesen Fällen nur durch zusätzliche Abschirmung möglich. Beim Autoradio gelangt das Signal über die Antenne zum Gerät und kann dabei Übersteuerung hervorrufen. Das eingestellte Programm wird dabei entweder vom Signal des Senders überlagert oder ganz unterdrückt. Die Einflußmöglichkeit solcher Signale ist durch das sog. Großsignalverhalten gekennzeichnet. Es sind deshalb Geräte zu bevorzugen, die ein gutes Großsignalverhalten aufweisen.

Bei Bordcomputern und Navigationssystemen ist stets der Einsatz digitaler Mikroelektronik gegeben. Dabei treten Taktsignale im MHz-Bereich auf. Die Einwirkung von Stör-

4

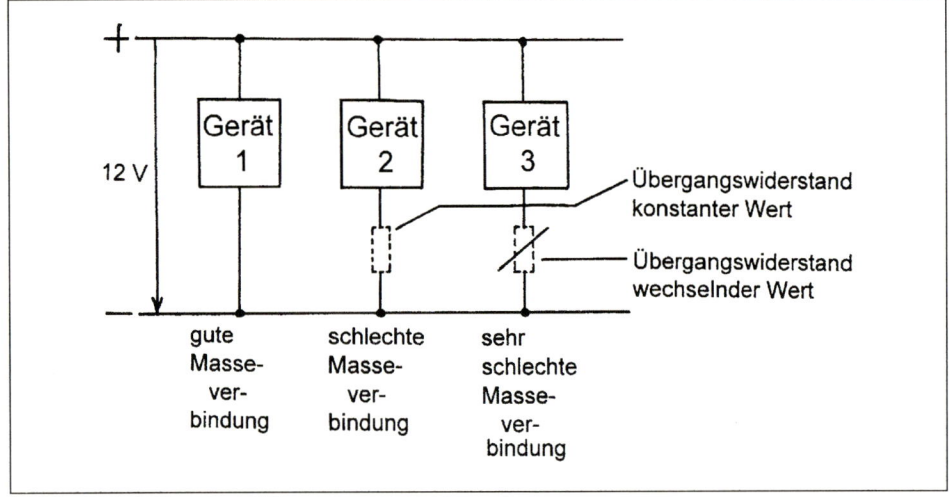

12 V

Gerät 1   Gerät 2   Gerät 3

Übergangswiderstand konstanter Wert

Übergangswiderstand wechselnder Wert

gute Masse-ver-bindung   schlechte Masse-ver-bindung   sehr schlechte Masse-ver-bindung

Abb. 4.25 Masseverbindungen

signalen kann deshalb zu nicht vorhersehbaren Funktionsstörungen dieser Komponenten führen, was Fehlanzeigen einschließt. Bedingt durch die Anzeigefelder [display] beim Bordcomputer bzw. Navigationssystem sind Störungen durch Direkteinstrahlungen nicht vollständig vermeidbar, so daß Schutzmaßnahmen vorrangig an der Störquelle erfolgen sollten.

Werden im Fahrzeug elektronische Einrichtungen nachgerüstet, dann ist unbedingt auf sichere Masseverbindung zu achten, weil sonst kein eindeutig geschlossener Stromkreis besteht. Dies läßt sich als Widerstand erklären, der im Verbindungsweg zur Masse liegt und unter Umständen sogar wechselnde Werte aufweist. Es gilt deshalb auch die Bezeichnung Übergangswiderstand (*Abb. 4.25*).

Vorstehende Problemstellung gilt vergleichbar für alle Masseverbindungen. Durch Kor-

rosion, Materialalterung und die wegen der Fahrzeugbewegung unvermeidbaren Vibrationen können sich gute Masseverbindungen zu Störstellen „entwickeln". Durch Reini-

Praxis-Tip

- Auf ausreichende Abschirmung und Filterung bei Zündanlage, Generator und Elektromotoren achten
- Bei Autoradios auf gutes Großsignalverhalten achten
- Übergangswiderstände durch sichere Masseverbindungen vermeiden
- Regelmäßige Wartung von Generator und den Elektromotoren sicherstellen, um Funkenbildung zu vermeiden
- Bei jeder Änderung oder Ergänzung der elektrischen/ elektronischen Ausstattung des Kraftfahrzeugs mögliche Störbeeinflussungen berücksichtigen

gung der Kontaktflächen oder im Bedarfsfall Schaffung neuer Kontaktstellen sind derartige Mängel behebbar. Dabei sind auch die Masseverbindungen von Abschirmungen zu berücksichtigen, weil sonst die konzipierte Schirmungswirkung verringert wird.

Die beim Generator und den verschiedenen Motoren mögliche Funkenbildung kann durch regelmäßige Reinigung der Kommutatoren, Einsatz der richtigen Kohlebürsten und Verwendung des optimalen Anpreßdrucks auf den kleinstmöglichen Umfang gehalten werden.

Abschließend sei nochmals darauf hingewiesen, daß bei jeder Änderung bzw. Ergänzung der elektrischen/elektronischen Ausstattung eines Kraftfahrzeuges die Möglichkeiten der Störbeeinflussung unbedingt zu berücksichtigen sind.

4.11 Störeffekte bei elektrischen/ elektronischen Haushaltsgeräten

Außer den bereits betrachteten Anlagen und Systemen der Unterhaltungselektronik gibt es in jedem Haushalt auch noch eine Menge von Geräten, die ebenfalls die Wirkungen der Elektrizität nutzen. Dabei sind besonders solche Geräte von Interesse, die nicht mit Batterien arbeiten, sondern Netzversorgung benötigen. Als typische Auswahl gilt nachfolgende Zusammenstellung:

- Beleuchtung
- Elektroherd
- Elektroheizung
- Waschmaschine
- Kühlgerät/Gefriergerät
- Staubsauger
- Mixer
- Kaffeemaschine
- Bohrmaschine
- Kreissäge
- Nähmaschine

Die angestrebte Wirkung ist dabei entweder Licht oder Wärme oder Bewegung. Für diese Basisfunktionen sind hinsichtlich Einwirkungen des Elektrosmogs keine grundsätzlichen Probleme zu erwarten. Es gibt dennoch Kriterien, die unbedingt Berücksichtigung finden müssen.

Bei vielen elektrischen Geräten werden nämlich für die Steuerung und Überwachung der Betriebsabläufe Mikroprozessoren eingesetzt. Dies ermöglicht auch komfortable Bedienungsvorgänge und Variationen der Betriebsbedingungen. Ein typisches Anwendungsbeispiel sind die verschiedenen Programme bei Waschmaschinen.

Im Gegensatz zu den elektrischen Komponenten eines Gerätes sind dessen elektronische Komponenten durchaus empfindlich gegen Störbeeinflussungen. Dabei spielt es keine Rolle, ob dies durch Direkteinstrahlung erfolgt oder leitungsgebunden zugeführt wird. Natürlich ist auch zu berücksichtigen, daß in vielen Fällen die Eingabe von Informationen für die Steuerung der Gerätefunktion (z.B. Temperatureinstellung) nicht über Schalter oder analoge Stellglieder erfolgt, sondern über Sensortasten. Als Beispiel seien Dimmer zur Einstellung der Helligkeit einer

4

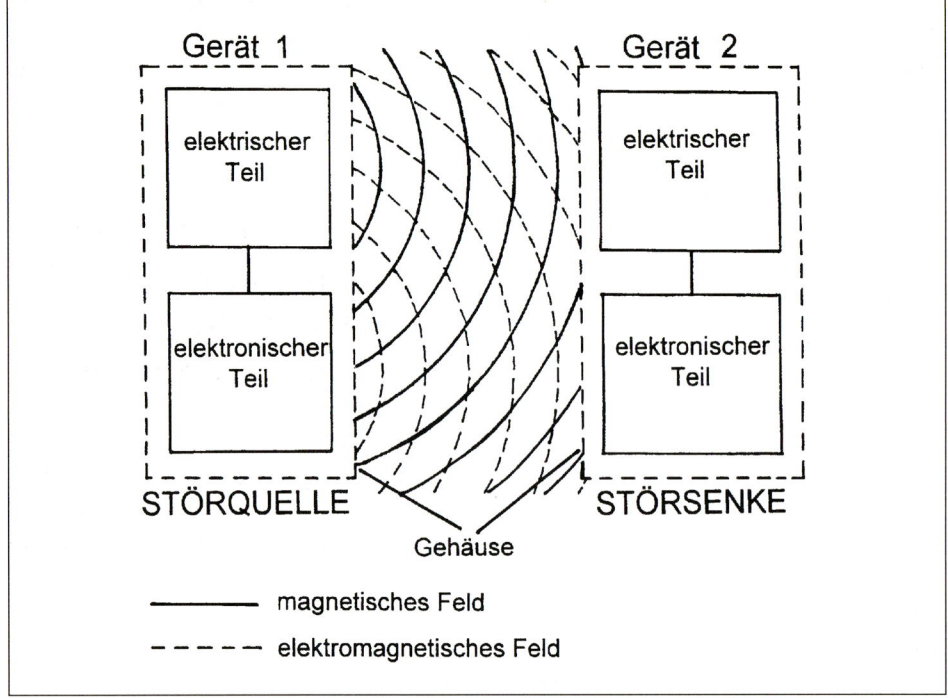

Abb. 4.26 Störeinflüsse bei elektrischen/elektronischen Haushaltsgeräten

Lampe erwähnt, bei denen durch Betätigung einer Sensortaste die Helligkeit zunimmt, während sich mit Hilfe der zweiten Sensortaste abnehmende Helligkeit ergibt.

Wird in Haushaltsgeräten neben der Elektrik auch Elektronik verwendet, dann ist durch konstruktive Maßnahmen sichergestellt, daß sich diese beiden Bereiche gegenseitig nicht stören, weil sonst die bestimmungsgemäße Funktion des Gerätes nicht gewährleistet wäre.

Neben dieser internen Struktur ist es allerdings auch von Bedeutung, inwieweit Störeinflüsse durch andere Geräte hervorgerufen werden können, also extern auftreten (*Abb. 4.26*). Dabei sind folgende Möglichkeiten gegeben, die einzeln oder gleichzeitig auftreten können:

- Bedingt durch die bei Licht, Wärme oder Bewegung erforderlichen Ströme treten magnetische Wechselfelder mit der Netzfrequenz (50 Hz) auf
- Bedingt durch die Taktfrequenzen bei den eingesetzten Prozessoren treten elektromagnetische Felder auf

Soweit Geräte mit Metallgehäusen ausgestattet sind, erfolgt für die elektromagnetischen Felder ausreiche Abschirmung. Dies gilt selbstverständlich für Einstrahlung und Aussendung. Die magnetischen Felder werden durch übliche Metallgehäuse dagegen bekanntlich nur geringfügig verringert. Eine dadurch bedingte Störbeeinflussung kann durch zusätzliche Abschirmung mit magnetisch leitfähigem Material erheblich reduziert werden, wobei diese Maßnahme bei der Störquelle und/oder Störsenke möglich ist.

Da viele Geräte mit Kunststoffgehäusen ausgestattet sind, gibt es im Bedarfsfall zwei Varianten, Störbeeinflussungen zu vermeiden, die natürlich auch gleichzeitig anwendbar sind:

● Abschirmung gegen elektromagnetische und/oder magnetische Felder bei Störquelle und/oder Störsenke ergänzen

● Abstand zwischen dem störenden und gestörten Gerät vergrößern

Die durch größeren Abstand zwischen Störquelle und Störsenke realisierbare Verlängerung des Störweges ist selbstverständlich auch bei Geräten mit Metallgehäusen ein verwendbarer Lösungsansatz.

Um den Bedarf möglicher Maßnahmen gegen Wirkungen des Elektrosmogs bei den elektri-

schen/elektronischen Haushaltsgeräten besser abschätzen zu können, sind Messungen der beim betrachteten Gerät tatsächlich auftretenden magnetischen und elektromagnetischen Felder durchaus zweckmäßig.

4.12 Störeffekte bei portablen/mobilen elektronischen Geräten

Elektronische Geräte können für unterschiedliche Funktionen ausgelegt sein. Dabei spielt allerdings auch die vorgesehene Betriebsart eine Rolle. Grundsätzlich sind folgende Varianten unterscheidbar:

● stationär
● portabel
● mobil

Stationärer Betrieb ist immer dann gegeben, wenn das Gerät für seine bestimmungsgemäße Funktion Netzspannung benötigt. Es ist deshalb nur jeweils an einem bestimmten Ort einsetzbar.

Der Begriff „portabel" steht für bewegbar (also tragbar) und bedeutet Flexibilität für den Einsatz. Es muß dabei jedoch folgende Voraussetzung erfüllt sein:

Geräte für den portablen Betrieb arbeiten mit Batterieversorgung, benötigen somit keine Netzversorgung.

Das schließt allerdings nicht aus, daß über ein externes oder ggf. integriertes Netzteil die für

---

Praxis-Tip

■ Im Bedarfsfall ergänzende Abschirmung gegen magnetische und/oder elektromagnetische Felder einsetzen

■ Möglichst großen Abstand zwischen potentieller Störquelle und Störsenke realisieren

■ Von den Geräten produzierte Felder messen, um Bedarf und Umfang von Abhilfemaßnahmen besser abschätzen zu können

4

die Batterieversorgung im Gerät eingesetzten Akkus aufgeladen werden können.

Während Geräte für den portablen Betrieb keine Netzanschlußleitungen benötigen, gilt für den mobilen Betrieb eine ergänzende Forderung. Es ist deshalb folgende Definition möglich:

> Geräte für den mobilen Betrieb sind Geräte für portablen Betrieb, die auch bei Bewegung des Gerätes (z.B. bei Einsatz in Fahrzeugen) bestimmungsgemäß funktionieren.

Die grundsätzlichen Unterschiede zwischen den Betriebsarten sind nochmals in *Abb. 4.27* verdeutlicht.

Bei portablen bzw. mobilen Geräten gibt es gegenüber den stationären Varianten bezüglich Elektrosmog einen wesentlichen Unterschied. Bei stationären Geräten ist die konkrete Störsituation bekannt, so daß entsprechende Schutzmaßnahmen konzipiert werden können. Diese Voraussetzung fehlt bei portablen/mobilen Geräten, weil deren Einsatzumgebung nicht im voraus bestimmbar ist. Dies gilt selbstverständlich nur bezo-

gen auf die direkte Einstrahlung, da bei portablen/mobilen Geräten bekanntlich keine externen Leitungsanbindungen gegeben sind und somit leitungsgebunde Störsignale nicht einwirken können.

Zum besseren Verständnis der Problemstellung seien einige typische portable/mobile elektronische Geräte aufgelistet:

- Autoradio
- Kofferradio (ggf. mit CD-Player)
- Walkman
- Mini-Fernseher
- Videokamera
- Radiowecker

Bei diesen autarken Geräten ist somit der Schutz gegen die Einstrahlung magnetischer, elektrischer und elektromagnetischer Felder erforderlich. Dabei sind niederfrequente Felder ebenso zu berücksichtigen, wie solche weit in den Hochfrequenzbereich hinein. Bei der Beschaffung von Geräten sollten deshalb solche gewählt werden, die eine möglichst große Störfestigkeit aufweisen. Dies läßt sich durch den maximalen Feldstärkewert beschreiben, bei dem das Gerät noch bestimmungsgemäß funktioniert, also keine Beein-

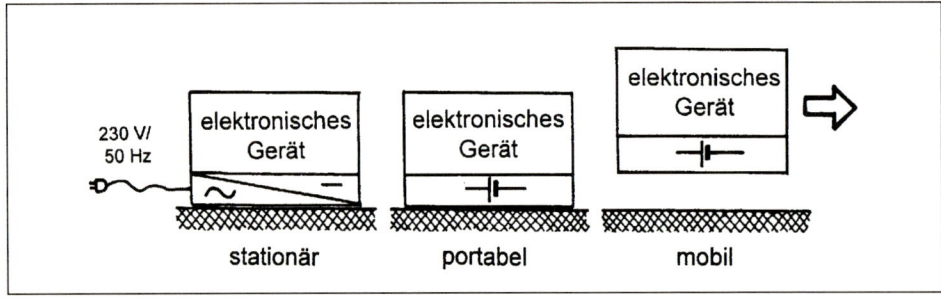

Abb. 4.27 Betriebsarten elektronischer Geräte

flussungen feststellbar sind. Dabei besteht natürlich die bereits bekannte Abhängigkeit von der Frequenz.

Aus technischen und wirtschaftlichen Gründen können portable/mobile Geräte nicht für alle denkbaren Feldstärkewerte ausgelegt werden. Besonders in der Nähe starker Felder (z.B. Hochspannungsleitungen, leistungsstarke Funksender, ...) sind deshalb Funktionsstörungen bei den Geräten möglich.

Um bei störend wirkenden Einstrahlungen Abhilfe zu schaffen, gibt es grundsätzlich zwei Möglichkeiten, die auch kombiniert anwendbar sind:

- Durch Änderung der Position des Gerätes kann versucht werden, die Störbeeinflussung zu minimieren

- Durch Verwendung geeigneten Materials kann versucht werden, eine temporäre Abschirmung zu realisieren, um die Störbeeinflussung zu minimieren

4

Bei besonders ungünstigen Konstellationen lassen sich allerdings trotz aller Schutzmaßnahmen Funktionsstörungen nicht vollständig vermeiden.

Praxis-Tip

- Geräte mit möglichst großer Störfestigkeit einsetzen
- Durch Positionsänderung des Gerätes Störbeeinflussung reduzieren
- Temporäre Abschirmung verwenden

5 Standards zum Schutz vor Elektrosmog

Um die Problemstellungen des Elektrosmogs in der Praxis einer Lösung zuführen zu können, bedarf es verständlicherweise verbindlicher Festlegungen für die Grenzwerte der elektrischen und/oder magnetischen Feldstärke. In der Gesamtheit gilt dafür die Bezeichnung Standards. Sie werden von unterschiedlichen Stellen erarbeitet, was zu verschiedenen Arten dieser Vorgaben führt. Es gelten als typische Varianten:

● Gesetz
● Verordnung
● Richtlinie
● Norm
● Empfehlung [englisch: recommendation]

Bei Gesetzen und Verordnungen besteht stets eine rechtliche Verbindlichkeit, während Richtlinien, Normen und Empfehlungen im Prinzip nur fachorientierte Festlegungen darstellen, deren Einhaltung entweder freiwillig erfolgt oder gesondert vereinbart werden muß.

Die Vielfalt der nationalen und internationalen Standards bezüglich Elektrosmog ist für den „Normalverbraucher" kaum überschaubar. Grundsätzlich kann er allerdings einfach zwischen Festlegungen der Grenzwerte zum Schutz von Personen und dem technischer Systeme unterscheiden.

Als nationale gesetzliche Vorgabe hinsichtlich des Personenschutzes gilt als Basis das Bundes-Immissionsschutzgesetz. Die 26. Verordnung zur Durchführung dieses Gesetzes befaßt sich mit den Wirkungen elektromagnetischer Felder. Sie trägt folgende Bezeichnung:

Verordnung über elektromagnetische Felder (26. BImSchV)

Die Verordnung legt fest, welche maximalen Werte für die elektrische und magnetische Feldstärke bei Hochfrequenz- und Niederfrequenzanlagen zulässig sind. Dabei werden als Hochfrequenzanlagen alle Sendeanlagen definiert, die im Frequenzbereich 10 MHz bis 300 GHz arbeiten und 10 W oder mehr Leistung abstrahlen.

Als Niederfrequenzanlagen gelten im Sinne der Verordnung Leitungen, Transformatoren und Schalteinrichtungen für Spannungen ab 1 kV und zwar bei den Frequenzen 50 Hz und 16,66 Hz.

Bei der Frequenz 50 Hz handelt es sich um die normale Netzversorgung, während die Frequenz 16,66 Hz bei der Eisenbahn-Stromversorgung zum Einsatz kommt.

Die Verordnung deckt somit die wichtigsten Bereiche ab. Es gelten folgende Grenzwerte, die nicht überschritten werden dürfen:

5

Hochfrequenzanlagen

	elektrische Feldstärke	magnetische Feldstärke
10 ... 400 MHz	27,5 V/m	0,073 A/m
400 ... 2000 MHz	$1,375 \times \sqrt{f}$ V/m	$0,0037 - \sqrt{f}$ A/m
2 ... 300 GHz	61 V/m	0,16 A/m

Hinweis: f in MHz einsetzen

Niederfrequenzanlagen

	elektrische Feldstärke	magnetische Flußdichte
50 Hz	5 kV/m	100 µT
16,66 Hz	10 kV/m	300 µT

Ergänzende Festlegungen zum Schutz von Personen gegen Elektrosmog sind in Normen zu finden. Dabei werden auch die Frequenzen unterhalb 10 MHz berücksichtigt sowie unterschiedliche Zeiten der Exposition. Als wichtigste deutsche bzw. europäische Normen gelten:

- DIN VDE 0848
  Sicherheit in elektromagnetischen Feldern
- EN 50166
  Human exposure to electromagnetic fields

Viele Festlegungen in den Normen basieren auf Empfehlungen der Weltgesundheitsorganisation, besser bekannt unter der Kurzbezeichnung WHO [World Health Organization], sowie der Internationalen Strahlenschutz-Agentur [International Radiation Protection Agency (IRPA)]. So wird bei-spielsweise von WHO und IRPA auch bei Netzspannung als max. Feldstärke 5 kV/m und als max. Flußdichte 100 µT empfohlen.

Durch Messungen kann jeweils festgestellt werden, ob Grenzwerte überschritten werden.

Bezüglich der Wirkung des Elektrosmogs auf technische Systeme gibt es eine gesetzliche Grundlage. Es handelt sich um das „Gesetz über die elektromagnetische Verträglichkeit von Geräten" (EMVG).

Dieses Bundesgesetz stellt die Umsetzung der EG-Richtlinie 89/336/EMG in nationales Recht dar. Es ist in § 1 folgender Anwendungsbereich formuliert:

„Dieses Gesetz gilt für Geräte, die elektromagnetische Störungen verursachen

5

können oder deren Betrieb durch diese Störungen beeinträchtigt werden kann. Es regelt die Bedingungen für das in Verkehrbringen, Ausstellen und Betreiben solcher Geräte."

Daraus ist zu erkennen, daß eine Festlegung für Anlagen und Systeme durch das EMVG nicht erfolgt.

Im Gesetz sind bezüglich des Elektrosmogs folgende Schutzanforderungen gestellt:

„Die … Geräte müssen so beschaffen sein, daß
1. die Erzeugung elektromagnetischer Störungen soweit begrenzt wird, daß ein bestimmungsgemäßer Betrieb von Funk- und Telekommunikationsgeräten sowie sonstigen Geräten möglich ist,
2. die Geräte eine angemessene Festigkeit gegen elektromagnetische Störungen aufweisen, so daß ein bestimmungsgemäßer Betrieb möglich ist."

Zur Kenntlichmachung, daß ein Gerät die Anforderungen des EMV-Gesetzes erfüllt, muß es mit dem sog. Konformitätszeichen ausge-

stattet sein. Es handelt sich um einen Aufkleber in der Form gemäß *Abb. 5.1*, weshalb üblicherweise nur von CE-Zeichen gesprochen wird. Das Inverkehrbringen von Geräten ohne diese Kenntlichmachung ist im Bereich der Europäischen Union (EU) nicht zulässig.

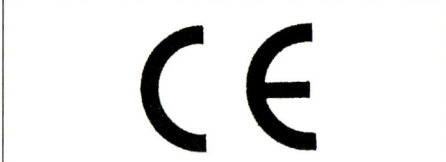

Bild 5.1   CE-Zeichen

Neben dem EMVG gibt es eine große Zahl europäisch harmonisierter EMV-Normen. Dabei handelt es sich um Europäische Normen (EN), die als deutsche Norm übernommen wird. Diese trägt dann die Bezeichnung DIN EN, wobei die Folgenummer dieselbe ist wie bei der Europäischen Norm.

Mit vorstehenden Normen werden Anforderungen bezüglich der EMV für spezifische Anwendungen, Anlagen und Systeme geregelt. Solche Normenwerke sind recht aufwendig in der Erarbeitung, ihre Einhaltung sichert jedoch den störungsfreien Betrieb elektronischer Geräte.

96

Wer hilft im Kampf gegen den Elektrosmog?

6

Wenn eine Störwirkung durch Elektrosmog festgestellt wird, dann stellt sich selbstverständlich auch direkt die Frage nach möglicher Abhilfe. Es bietet sich deshalb als erster Schritt die Messung der auftretenden Störfelder an. Daraus soll dann möglichst auf die Ursache der Störung (also die Störquelle) geschlossen werden, um Abhilfemaßnahmen festlegen zu können.

Die Stärke von Störfeldern kann bei erkennbaren Störquellen auch überschlägig berechnet oder aus Erfahrungswerten abgeschätzt werden.

Liegen Störungen technischer Systeme vor, dann bedeutet dies, daß bei einem Gerät die Vorgaben des EMV-Gesetzes nicht eingehalten werden oder Fehler bei der Installation einer Anlage vorliegen. Hier kann die Hilfe des Meßdienstes der seit 1. Januar 1998 existierenden Regulierungsbehörde für Telekommunikation und Post (Reg TP) [vorher: Bundesamt für Post und Telekommunikation (BAPT)] in Anspruch genommen werden. Dabei handelt es sich um die Nachfolge des Funkstörungs-Meßdienstes der Deutschen Bundespost.

Der Einsatz des Meßdienstes der Reg TP wird jeweils dem Verursacher der Störung in Rechnung gestellt. Sollte also die Ursache einer Störung bei einem Gerät des Auftraggebers für den Meßdienst ermittelt werden, dann hat dieser als Verursacher auch die Kosten zu tragen.

Die Regulierungsbehörde für Telekommunikation und Post hat auch die Befugnis, bei festgestellten Störungen durch Elektrosmog vom Verursacher Abhilfe in einer vorgegebenen Frist zu fordern. Im Grenzfall kann sie auch ein Gerät oder eine Anlage stillegen.

Bei nicht-thermischen Wirkungen des Elektrosmogs auf Personen dienen Messungen im Regelfall dazu, die Verteilung der Feldstärke in einem definierten Bereich (z.B. Zimmer) festzustellen. Dabei ist besonders von Interesse, wo große Feldstärkewerte auftreten, weil hier entsprechende Schutzmaßnahmen anzusetzen wären.

Derartige Messungen kann jeder Betroffene natürlich selber durchführen, erfordert jedoch entsprechende Meßgeräte. Dies gilt in gleicher Weise auch für Messungen bei gestörten technischen Systemen.

Für die Durchführung von Messungen beim personenrelevanten Elektrosmog gibt es zahlreiche auf diese Aufgabe spezialisierte Institute und Firmen, die meist auch eine vollständige Beratung anbieten und Problemlösungen vorschlagen. Solche Institute bzw. Firmen sind über das Branchen-Telefonbuch oder die verschiedenen Zeitschriften zu finden, die sich mit den Themen Elektrosmog, Baubiologie oder gesundes Wohnen befassen. Über diesen Weg ist es auch möglich, Materialien und Komponenten für Schutzmaßnahmen gegen Elektrosmog zu beschaffen. Als andere Quellen sind der Elektronik-Fachhandel, die Elektronikabteilungen der Kaufhäuser und der Elektronik-Versandhandel zu sehen.

Abschließend sei auch noch darauf hingewiesen, daß besonders im Fall von Elektrosensibilität Messungen wenig aussagekräftig sind. Es ist deshalb häufig zweckmäßiger, durch Erprobung der angeführten Schutzmaßnahmen festzustellen, ob sich dadurch die Störwirkung subjektiv verringert.

Die wichtigsten Begriffe und Abkürzungen

7

A
Ampere

Abschirmung
Technische Maßnahme zur Reduzierung elektrischer oder magnetischer Feldstärke

Ampere (A)
Einheit der elektrischen Stromstärke

Athermische Wirkung
Vergleichbare Bezeichnung für nicht-thermische Wirkung

B
Formelzeichen für die magnetische Flußdichte

Dauerexposition
Dauernder Aufenthalt in Feldern

E
Formelzeichen für die elektrische Feldstärke

Elektrisches Feld
Kraftfeld zwischen zwei leitfähigen Flächen, an die eine elektrische Spannung angelegt ist

Elektromagnetisches Feld
Hochfrequentes Feld mit fester Verkopplung zwischen elektrischer und magnetischer Feldstärke

Elektromagnetische Verträglichkeit (EMV)
Beeinflussung der bestimmungsgemäßen Funktion technischer und biologischer Systeme

Elektron
Kleinster Träger elektrischer Ladung

Elektrosensibilität
Ungewollte Fähigkeit von Personen, auch bei Einwirkung von Feldern mit sehr geringer Stärke nicht-thermische Wirkungen zu empfinden

Elektrosmog
Durch Anwendung der Elektrizität bewirkter Störnebel in Form elektrischer, magnetischer oder elektromagnetischer Felder

EMA
Elektromagnetische Aussendung

EMB
Elektromagnetische Beeinflussung

EMV
Elektromagnetische Verträglichkeit

Feldlinie
Kennzeichnung der Kraftwirkung auf Ladungen in elektrischen/magnetischen Feldern

7

Feldwellenwiderstand (Z_0)
Verhältnis zwischen elektrischer Feldstärke und magnetischer Feldstärke im hochfrequenten Feld

Fokussierung
Bündelung einwirkender Wechselfelder

G
Giga [d.h. Faktor 1 000 000 000] Vorzeichen bei Einheiten

GHz
Einheit für Frequenzangabe in Gigahertz

Gigahertz (GHz)
1 000 000 000 (= Milliarde) Schwingungen pro Sekunde

Gleichfeld
Durch Gleichspannung/Gleichstrom bewirktes elektrisches/magnetisches Feld

H
Formelzeichen für die magnetische Feldstärke

Hertz (Hz)
Einheit für Frequenzangaben
1 Hz = 1 Schwingung pro Sekunde

Herzschrittmacher
Körperimplantat als elektronischer Taktgeber zur Stimulierung des Herzmuskels im erforderlichen Rhythmus

Hochfrequenz
Frequenzen oberhalb 30 kHz und unterhalb 300 GHz

Hot Spot
Brennpunkt der Bündelung in den Körper einwirkender Wechselfelder

Hz
Abkürzung für die Einheit „Hertz"

Induktion
Ladungstrennung in leitfähigem Material, welches durch ein magnetisches Gleichfeld bewegt wird, oder in leitfähigem Material, welches sich in einem magnetischen Wechselfeld in Ruhe befindet.

Influenz
Ladungstrennung in Materie, die sich im elektrischen Feld befindet

k
Kilo [d.h. Faktor 1 000] Vorzeichen für Einheiten

kHz
Einheit für Frequenzangabe in Kilohertz

Kilohertz (kHz)
1 000 (= Tausend) Schwingungen pro Sekunde

Kurzzeitexposition
Kurzer Aufenthalt in Feldern

Langzeitexposition
Langer Aufenthalt in Feldern

Leistung
Produkt aus Spannung und Strom

Leistungsdichte
Produkt aus elektrischer Feldstärke und magnetischer Feldstärke bei hochfrequenten Feldern

m
Milli [d.h. Faktor 0,001]
Vorzeichen bei Einheiten

M
Mega [d.h. Faktor 1 000 000]
Vorzeichen bei Einheiten

Magnetische Flußdichte
Produkt aus magnetischer Feldkonstante μ_0 und magnetischer Feldstärke

Magnetisches Feld
Kraftfeld um einen stromdurchflossenen Leiter

Megahertz (MHz)
1 000 000 (= Million) Schwingungen pro Sekunde

MHz
Einheit für Frequenzangabe in Megahertz

n
Nano [d.h. Faktor 0,000 000 001]
Vorzeichen bei Einheiten

Netzfilter
Technische Funktionseinheit, mit der Störsignale auf den sinusförmigen Verlauf der Netzspannung reduziert werden

Netzfreischalter
Technische Funktionseinheit, die das nachfolgende Versorgungsnetz automatisch spannungsfrei schaltet, sobald kein Verbraucherstrom mehr auftritt

Nicht-thermische Wirkung
Durch Einfluß einwirkender Felder im menschlichen Körper bewirkte Reaktionen, ausgenommen Erwärmung.

Niederfrequenz
Frequenzen unterhalb 30 kHz

P
Formelzeichen für die Leistung

S
Formelzeichen für die Leistungsdichte

SAR
Spezifische Absorptionsrate

Schirmung
Kurzbezeichnung für den Begriff „Abschirmung"

Spannung
Ladungsunterschied zwischen zwei Punkten

Spezifische Absorptionsrate (SAR)
Vom menschlichen Körper aus dem elektromagnetischen Feld aufgenommene Leistung pro Kilogramm (kg) Körpergewicht

Strahlungsleistung
Von einem Sender mit Hilfe einer Antenne in den umgebenden Raum abgestrahlte elektromagnetische Energie

Strom
Gerichtete Bewegung von Elektronen in leitfähigem Material

7

T
Tesla

Tesla (T)
Einheit der magnetischen Flußdichte

Thermische Wirkung
Durch Einfluß einwirkender Felder im
menschlichen Körper bewirkte Erwärmung

V
Volt

Volt (V)
Einheit der elektrischen Spannung

Wechselfeld
Durch Wechselspannung/Wechselstrom
bewirktes elektrisches/magnetisches Feld

Z_0
Feldwellenwiderstand
($Z_O = 376{,}68\ \Omega$)

μ
Mikro [d.h. Faktor 0,000 001]
Vorzeichen bei Einheiten

Sachverzeichnis

Sachverzeichnis

Sachverzeichnis